国家彩票公益金资助·大字版

浦岛充佳的生活处方笺

——基于科学证据的亚健康对策

（日）浦岛充佳◎著

徐廷贤◎译

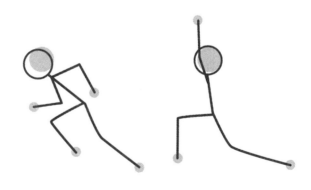

中国盲文出版社

图书在版编目（CIP）数据

浦岛充佳的生活处方笺：基于科学证据的亚健康对策：大字版／（日）浦岛充佳著；徐廷贤译．—北京：中国盲文出版社，2022.10

ISBN 978-7-5224-1049-4

Ⅰ.①浦… Ⅱ.①浦… ②徐… Ⅲ.①亚健康—防治 Ⅳ.①R441

中国版本图书馆 CIP 数据核字（2022）第 122938 号

Authorized translation from the Japanese language edition, entitled
<ジェネラリストBOOKS> 外来でよく診る 病気スレスレな症例への生活処方箋
エビデンスとバリューに基づく対応策
ISBN 978-4-260-03593-4
著者：浦島　充佳
Published by IGAKU-SHOIN LTD., TOKYO Copyright © 2018
All Rights Reserved. No part of this book may be reproduced or transmitted in any form or by any means, electronic or mechanical, including photocopying, recording or by any information storage retrieval system, without permission from IGAKU-SHOIN LTD.
Simplified Chinese characters edition published by CHINA BRAILLE PRESS, Copyright © (2022)
著作权合同登记号　图字：01-2021-6841 号

浦岛充佳的生活处方笺：基于科学证据的亚健康对策

著　　　者：（日）浦岛充佳
译　　　者：徐廷贤
出版发行：中国盲文出版社
社　　　址：北京市西城区太平街甲 6 号
邮政编码：100050
印　　　刷：东港股份有限公司
经　　　销：新华书店
开　　　本：710×1000　1/16
字　　　数：160 千字
印　　　张：19.5
版　　　次：2022 年 10 月第 1 版　2022 年 10 月第 1 次印刷
书　　　号：ISBN 978-7-5224-1049-4/R · 149
定　　　价：58.00 元
销售服务热线：（010）83190520

自 序

我也曾"多愁多病"身，在我 30 多岁时，腰椎间盘突出症找上了我，骨科医生建议手术，我不甘心，选择"退一步"——戴了几年脊柱矫正器。腰不利索，体重也增加，BMI（Body Mass Index，身体质量指数）达到 29，成为肥胖症，妻子还说我有睡眠呼吸暂停。当看到病房的患者病情恶化，我的肚子也随着不舒服，现在想来应该是肠易激综合征。加上睡眠不足与过劳，我的血压一度高达180/110 mmHg，总胆固醇（TC）也超过 6.2 mmol/L，高密度脂蛋白胆固醇（HDL-C）低于 0.76 mmol/L，血脂的"惨不忍睹"都让我够格服用他汀类药物了。40 多岁后，我开始容易咳嗽，常常晚上咳得睡不着，几番坐起又躺下，发展成慢性咳嗽。父亲和祖父都是糖尿病，我的血糖也偏高。我觉得不能再这样下去了，40 岁左右开始运动，偏偏又膝痛。

不过，我在40多岁定下跑完东京马拉松全程的目标，每周做3-5次肌肉训练、跑步等，没有采用什么饮食法，也不控制热量摄入，只减少在外面吃饭的次数和碳水化合物的摄入，到50多岁时体重降了10千克以上，腰椎间盘突出症、膝痛没做手术也完全好了，高血压、血脂异常没服药也恢复正常，睡眠呼吸暂停、肠易激综合征、慢性咳嗽也在不知不觉间消失。也许因为晚上入睡快，睡眠好，健忘的情形也减少，整个人变得积极、乐观，精神状态大为改善。

我的切身体验，即"不依赖药物或手术，很多疾病也是可以治愈的"，也与众多科学研究的结果不谋而合。近年来 *N Engl J Med*、*Lancet*、*JAMA*、*BMJ* 等世界知名医学杂志不断报告的各种随机对照试验结果及其荟萃分析（Meta-analysis），还有各种大规模调查研究的结果等无不显示，"改善生活方式不仅可预防心肌梗死、脑卒中等严重疾病，还可降低全因死亡风险。"

尽管我是一名儿科医生，但10多年来在我出诊的医院里，来找我看病的患者不仅有儿童，也不乏成人。当然，如果怀疑患者有严重疾病时我会介绍专科医生，但大多数患者都跟我一样，要么是咳嗽长期不愈、腰膝疼痛，要么是体检时发现血压、血脂、血糖超标，晚上睡不着等，而且希望不吃药进行治疗。对这样的患者，我一般会介绍相关科学证据，再现身说法，告诉他们我自己是如何通过运动和调整饮食重获健康的，结果他们大多也跃跃欲试，宣布"立即照做"。

　　本书就是针对这样的患者撰写的：想先通过饮食、运动等"生活处方笺"治疗，暂时不吃药；在医学上，也是要求先改善生活方式，尤其是较轻的症状或亚健康状态的病例。医患在门诊室里的对话，即便病名相同，想来内容也各异，即患者不同，生活处方笺的内容也有所差别。因此，对医生开出的生活处方笺，也不能一概而论，说这个对那个错。本书愿意抛砖引玉，向大家呈现笔者在门诊室里给出的科学证据、处方笺和进行的医患对话。

浦岛充佳

2018 年 5 月

目　录

科学证据

前　言

亚健康的生活处方笺
——基于科学证据与个人意愿的对策

尊重患者的意愿

在 20 世纪 90 年代，治疗不再单凭医生的经验，而开始注重科学证据，即提倡循证医学（Evidence-based Medicine，EBM）。其后，又开始尊重患者的意愿，即提倡价值医学（Value-based Medicine，VBM）。近年来，随着癌症等难治性疾病的治疗药物——分子靶向药物的诞生和应用，患者 1 年的药物费用就超过 1 000 万日元（约合人民币 55 万元。——译注），而且可能出现严重的副作用，生存期的延长也未达到预期[1]。药物的临床效果、副作用风险、费用是不是该进行综合评估呢？即开始重新重视价值医学，尊重患者的意愿[2]。

只要是通过随机对照试验（Randomized Controlled Trial，RCT）的药物，比如发现降压药可降血压，或是他汀类药物可改善胆固醇指标，就可能推向市场。不过，长期使用这些药物的效果（后果）近年来日趋明朗。与预期相反，这些药物未必能降低全因死亡风险。而世界知名医学杂志则不断报告各种随机对照试验结果的荟萃分析或受试者过万的大规模调查研究结果，指出"运动、饮食疗法可降低全因死亡风险"。

因此当今的医疗实践应基于全面、可靠的科学证据：不仅呈现改变生活方式可降低如心血管疾病发病风险或死亡风险的证据；还要提供比如使用药物降低血压的短期效果以及降低心血管疾病发病风险或全因死亡风险等的长期效果，还有副作用等的证据；再加上医疗费用就更好了。即在呈现各种选项、利弊，尊重患者的希望、意愿的基础上，再进行治疗。

生活处方笺的视角

一听处方笺，大多想到的是药物，但本书所说的处方笺，则是指针对饮食、运动等生活方式开出的"处方笺"，姑且称之为"生活处方笺"。这个生活处方笺，也不是简单地提出诸如"该减减体重了""控盐""多运动"等笼统的要求，而是在与患者沟通的基础上，具体提出患者可以达到的目标，并诉诸处方笺，比如"将每天摄入的热量减少 500 kcal"或者"将每天摄入的盐分减少 3 g""至少每天散步 30 分钟，每周 5 天"等。还可以根据患者的现有生活方式，写得更具体，比如"每天傍晚不吃薄牛肉片盖浇饭了，改吃几粒坚果"，这样更容易上手施行。

生活处方笺的特点是基本没有副作用，费用也在平时生活费的范围内，不需要额外的成本。自然也可以同时服用药物。没错，过度运动可能导致运动损伤，去健身房需要会费，精选肉类，有机蔬菜、水果等也会连带使饮食花费变高一些，但与高额医疗费相比，就是小巫见大巫了。

引导患者改变行为

如果给开药，患者大都会按时服用，可给开生活处方笺，就未必那么遵从医嘱了。这就要求患者改变习以为常的生活方式，医生也应改变诊疗方式，具体如下。

倾听患者，与之共情 人工智能（AI）会取代医生吗？在信息检索、数据分析方面，人工智能当然"无人匹敌"，但医生对患者的痛苦会感同身受，这种温情是人工智能难以企及的。上自医学之父希波克拉底（前460–前370）时代，到如今的循证医学，甚至将来人工智能大为活跃的时代，医生对患者的共情都不会变。

倾听患者，了解其生活方式，也许解决方法就在眼前。也可能从患者的言语之间发现其生活、工作中出现了什么问题。如果仅仅开出规范化治疗的处方笺，患者未必会治愈，生活处方笺反而可能有效。按规范化治疗的处方笺服药，患者如果觉得没有效果，就可能辗转多家医院，做各种检查，甚至深受各种药物副作用之苦。"既然什么都没有效，何不听听患者怎么说！"这在当今的医疗现场也同样适用。

投患者之好 确实，"好则通"。一个人喜欢什么，就会全身心投入，不断去学习、研究、练习，直至精通。如果患者喜欢跳舞，就鼓励其去跳舞。从跳舞中获得乐趣，就能长期坚持，也达到运动的目的。因此，有必要及早了解患者的"赏心乐事"，从而开出投其所好的生活处方笺。如果处方笺的内容与患者的兴趣爱好不符，就可能难以施行，或者半途而废。

医生以身试笺　医生也许不能亲尝药物，但可亲自试验生活处方笺。一天走路或慢跑 30 分钟，进行拉伸、核心肌群训练，或者尝试高蛋白低碳水化合物饮食……医生自己试验的组合越多，就越能根据患者的意愿、爱好开出投其所好的处方笺。关键是医生的身教胜于言传，患者无形之中受到感染，自然容易"追随"。

宣布患者是自己的"主治医生"　在医疗现场，通常是"患者不懂疾病，也不了解药物，而医生知道，理所当然是医生指导患者"。如果是生活处方笺，情形则相反。患者要对生活方式作何改变，频率如何，这些都得由患者自己决定，当自己的"主治医生"。治疗的主导权由医生转到患者。一个人只有由被动转为主动，才可能真正改变行为，比如医生可以这样宣布："从今天开始，你就是自己的主治医生，负责控制自己的体重，而我只负责咨询。你会采用什么减重法呢？"

然后问"信心有多大？如果完全做不到为 0，绝对做得到为 100%，那你现在的信心是百分之多少？"患者的信心要在 60% 以上才行。如果低于 60%，就需要修改生活处方笺的内容，或者问"为什么不是 70% 而是 50% 呢？"从患者的回答中就可能发现有什么阻碍。不要一开始就把目标定得很高，可以低一点，等患者有信心后再一点点升高。医生的角色就像登山向导，时刻关注登山客的体力如何，道路是否险峻；如果迷路了，就指出正确的方向；与其一起攀登，直至山顶（目标），然后共同庆祝成功。

肯定患者，给予鼓励 "最近体重增加，知道该少吃甜食。曾管住过嘴巴，体重减了 2 – 3 kg。可老是经不住诱惑，又反弹了。"经常听见这样的患者主诉，也就是"思想上的巨人，行动上的矮子"，想得到，做不到。如果严厉斥责，"再这样下去，就是糖尿病了！为什么这样简单的事情都做不到呢?"那么无疑会给患者带来低气压，这样的批评于事无补。

医生容易关注"做不到""检查指标越来越差"这些负面信息。为什么不关注积极的一面呢，比如患者"曾管住过嘴巴，体重减了 2～3 kg，还成功了好几次"。如果分析是在什么情形下经不住诱惑而出现反弹，就可能找到解决的办法。

不要否定患者，要肯定、表扬患者，患者就可能重新获得勇气，对自己充满信心。

帮助患者甩掉消极思维，转向积极思维　杯子里有半杯水，消极的人会想，"只剩下半杯了"，而积极的人则会想，"还剩下半杯呢"。有了生活处方笺，却没有做出相应的改变，背后就可能潜藏着消极思维，抑郁症患者也多消极思维。

比如节食失败 1 次，就可能想"也许永远不会成功"，甚至给自己贴上负面的标签，"我天生就是失败者"。而有意识地鼓励、肯定自己，就可能甩掉消极思维，转向积极思维。

借鉴精神疗法的做法　高血压的原因可能是睡

眠不足、暴饮暴食，但更深层次的原因则可能是工作上的压力。在临床上，则多进行对症治疗，出现高血压就给开降压药，一旦失眠就给开安眠药。如果能够找出压力的根源并予以应对，就可能不服药也出现好转。

当然，也有找不到压力源的，或者压力不可避免，这就需要借鉴精神疗法。本书对该疗法不做详细介绍，不过，在门诊中，认知行为疗法（Cognitive Behavior Therapy）、动机性面谈法（Motivational Interviewing）、正念减压疗法（Mindfulness-based Stress Reduction）等已广为运用。

参考文献

1. Borghaei H, et al. Nivolumab versus Docetaxel in Advanced Nonsquamous Non-Small-Cell Lung Cancer. N Engl J Med 373: 1627-1639, 2015.

2. Young RC. Value-based Cancer Care. N Engl J Med 373: 2593-2595, 2015.

1 高血压

血压高，需要吃药吗

CASE

主 诉 体检发现血压高，在家里测量也是高压 140 mmHg 左右，需要吃药吗？

病 史 男，45 岁，BMI＝27、腰围（绕脐水平一周）92 cm、血压 3 次测量平均值为 142/88 mmHg。几年前体检发现血压高，未就诊。无血脂异常、糖尿病、睡眠呼吸暂停等并发症。家族史中母亲患高血压，无并发症。

诊疗背景 ≫

诊疗要点

高血压的诊断标准为收缩压（高压）140 mmHg 以上，和（或）舒张压（低压）90 mmHg

以上。该患者可诊断为高血压 1 级，但无并发症，危险因素仅有超重，属于心血管疾病低风险人群。

循证治疗

血压偏高至高血压、具有心血管疾病发病风险的患者，尽管不属于降压药适应证，如果服用降压药，效果如何呢？

△ 对收缩压＜143.5 mmHg 的患者，无心血管疾病预防效果（见科学证据 No. 1）。

△ 对收缩压≥143.5 mmHg 的患者，有心血管疾病预防效果（见科学证据 No. 1）。

△ 对心血管疾病的高风险患者，有心血管疾病预防效果，但有副作用，尤其容易引发慢性肾病[1]。

△ 将收缩压控制在 120 mmHg 以下，死亡风险反而上升[2]。

△ 将收缩压控制在 120-140 mmHg，心血管疾病预防效果最好[2]。

循证生活

◎ **高血压防治饮食**（Dietary Approaches to Stop Hypertension，DASH） 即多吃蔬菜、水果，少摄取饱和脂肪酸（Saturated Fatty Acid，多含于牛、羊、猪等动物的脂肪中），收缩压下降 8 – 14 mmHg（见科学证据 No. 3）。

◎ **运动** 每天至少有氧运动 30 分钟，再配合 DASH，收缩压下降 4 – 9 mmHg（见科学证据 No. 6）。

◎ **减盐** 将盐分控制在 3.75 g（钠 1 500 mg）/日，收缩压下降 3 mmHg（见科学证据 No. 5）。

◎ **饮酒** 将饮酒控制在男子 2 杯/日，女子 1 杯/日，收缩压下降 2–4 mmHg[3]。

◎ **减重** 体重减少 4% – 8%，收缩压下降 3 mmHg[3]。

对高血压，一般开出的处方笺是减盐，其实最有效的方法是蔬菜、水果占进食量的一半以上，因为蔬菜、水果几乎不含钠，而富含膳食纤维、钾，且体积大，容易给人饱腹感。同时多吃鱼、坚果、橄榄油等富含不饱和脂肪酸（Unsaturated Fatty Acid）的食物，而少吃饱和脂肪酸含量高的肉类，这就是高血压防治饮食（DASH）。DASH饮食可降低坏胆固醇——低密度脂蛋白胆固醇（LDL-C），升高好胆固醇——高密度脂蛋白胆固醇（HDL-C），预防动脉粥样硬化。其次，有氧运动也可预防高血压。

个 人 史

患者两年前升为公司中层后，多半时间坐办公室工作，不再每天外出跑业务，体重增加了 5 kg。经常在外面吃饭和吃零食，怀疑盐分摄入过量。不吸烟，饮酒（威士忌加冰块），每周平均 0 - 4 杯（0 - 120 ml）。

诊疗策略

该患者还年轻，建议纠正饮食，定期运动，看血压、体重能否恢复正常。如果血压仍然上升，再考虑服用降压药也不迟。

首先，不是减少在外面吃饭或吃零食的次数，而是以蔬菜、水果、坚果代替相应的进食，不必忍饥挨饿就可减少每天的盐分摄入量。通过简单的饮食调整达到降压目的，本人有了切身感受，信心自然会增加。然后再严格实行 DASH 饮食，进行相应的运动，血压会进一步改善。此时患者容易松懈，出现反弹，因此需要每月一次定期门诊，评价上月的效果，再微调下月的目标。有了目标和考核，方可保持紧张感，得以坚持新的饮食、运动习惯。如果还是难以坚持，可在最初半年每两周一次定期门诊，医患共同努力，适时跟进。

个人意愿

患者表示，"想改善生活方式，看能否把血压降下来。实在不行，再服用降压药。"对此，如果医生只是笼统地告知"减少盐分摄入"，患者未必能有效实行。

首先，要看患者生活方式中是哪些因素导致血压升高，或者要做怎样的改变，血压才会降下来，这一点需要患者自己意识到。医生即便知道正确答案，也不能一语道出。一定要循循善诱，让患者自己得出结论。

其次，以随机对照实验结果为依据，提出具体数值目标，问患者，按信心 0–100% 评价，他能做到多少。让患者从有 60% 信心的地方起步。下次门诊时，先肯定患者取得的成绩，再设定新的目标，再次门诊时确认。

医患对话 ≫

首次门诊：盐分减至 1 日 3 g，效果同降压药

假如现在肚子饿得不行了，门诊完后就到外面吃午饭，你想吃什么呢？想到什么就说出来吧。

拉面、旋转寿司、薄牛肉片盖浇饭、汉堡包、比萨、汤锅之类吧。一个人在外面吃饭时，基本上就点这些。

傍晚觉得肚子有点饿，或者加班会晚回家，会怎样呢？

👤 在办公室吃点薯片之类的零食，或者从便利店买盒饭、方便面吃。

🧑‍⚕️ 你说的这些吃食，哪个盐分都不少，每一份都含盐 3-7 g。你知道盐分摄入过量会影响血压吧？每天只摄取 3 g 盐的话（钠 1 000 mg ＝ 盐 2.54 g），效果跟服用降压药相当（见科学证据 No. 2）。你 1 周在外面吃几次饭呢？

👤 午餐、晚餐、零食加起来，1 周有 7 次吧。您的意思是，每天不在外面吃饭，就不必吃降压药了？

🧑‍⚕️ 对，就是这样的。不在外面吃饭，而用香蕉等水果代替。零食一天吃几次呢？

👤 算上夜宵，一天一两次吧。

🧑‍⚕️ 你觉得 1 周在外面吃饭的次数可以减少到几次？零食呢？

👤 以 1 周 7 次算，可以减 4 次，1 周在外面吃 3 次。零食的次数也可减半。

🧑‍⚕️ 如果以完全做不到为 0，绝对做得到为 100%，你有多大信心？

👤 50% 吧。

🧑‍⚕️ 为什么不是 60% 而是 50% 呢？

👤 工作间隙到外面吃饭，睡觉前吃点夜宵什么的，可算得上我人生的一大乐趣，再说还有应酬呢。

🧑‍⚕️ 我几年前比现在重 7~8 kg，也像你一样喜欢在外面吃饭和吃夜宵，血压比你现在还高。你的心情我太理解了。现在咱们不要求减少在外面吃饭的次数，或少吃零食、夜宵。如果觉得肚子饿了，吃不含盐分的坚果怎么样？当然，水果和可生吃的蔬菜也可以。以水果、生蔬菜、坚果代替的话，你有多大信心？

👤 不是减少在外面吃饭或吃零食、夜宵的次数，而是以健康食品代替，那我有 80% 的信心。

🧑‍⚕️ 你肯定行！现在我写下生活处方笺，麻烦签个名。还有，各种调味汁、沙拉酱盐分含量也高，热量也高，尽量别用。可以拿个小碟，倒点橄榄油，撒点盐，蘸蔬菜吃，我就是这么做的。

处方笺 1

　　不在外面吃饭或吃零食、夜宵，改吃水果、生蔬菜、坚果。

　　直至 1 个月后门诊。

1 个月后门诊：**每餐必吃蔬菜、水果**

👨‍⚕️ 血压 131/85 mmHg，体重也减了 1 kg 以上。太棒了！你是怎么做到的？仅将在外面吃饭和吃零食换成吃水果、生蔬菜、坚果就有这样的效果？

🧑 开始是按处方笺做的，因为实行起来毫无困难，就进一步向 1 日 3 g 盐的目标努力。到超市买食品的时候，一定会留意包装上显示的盐分含量，在网上也能查到各种食品的含盐量。有意思的是，同样的食材比如一长条盐渍辣味三文鱼含盐 5 g，而盐渍甜味三文鱼含盐 2 g。仅将辣味三文鱼换成甜味的，一天就可减盐 3 g，也不耽误吃好吃的。将帕尔玛奶酪（Parmesan Cheese）换成非熟成的新鲜奶油奶酪或马苏里奶酪（Mozzarella Cheese），将罐头芦笋换成新鲜芦笋，都可以减盐，这是最近才发现的。与家人、同事到外面吃饭，也注意少吃一点，比如不要大份，或仅吃八分饱。以前完全没注意菜咸不咸，现在习惯了清淡口味，菜咸了，一下就能尝出来。

👨‍⚕️ 太了不起了！

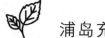

👤 大夫，我想再加把劲，您看还有什么样的饮食对血压好呢？

🧑‍⚕️ 你平时一天吃多少蔬菜、水果？果汁、土豆沙拉不算，那些会增重。

👤 在您这儿就诊前，蔬菜、水果吃得很少，现在代替在外面吃饭、吃零食等，开始吃蔬菜、水果了，都1天1次吧。量不大，就一点点。

🧑‍⚕️ 肉类怎样，是不是特别喜欢吃带白色脂肪的肉？油炸食品呢？

👤 最喜欢吃肉了。在外面吃饭，一般不点里脊，都点带白花点的肩胛部位等。最喜欢吃薄牛肉片盖浇饭、炸猪排饭、天妇罗（面糊炸鱼虾贝类、蔬菜等。——译注）了。

🧑‍⚕️ 是吧？要降血压，除了控制盐分外，还有其他方法。每餐都配上含钾多的蔬菜、水果各1盘。如果用餐盘吃饭，记得蔬菜、水果的分量要占一半以上，不过没减盐的土豆沙拉不算在内。要尽量不吃牛、羊、猪等红肉（哺乳动物的肉）和油炸食品，而从鱼、豆腐、豆类中摄取蛋白质；不吃蔬菜汁、果汁、零食、糕点，改吃无盐坚果。这样的话，血压会进一步下降（见科学证据 No. 3），这就是高血压防治饮食（DASH）。有可能做到吗？

👤 DASH 饮食，对吧？想试一下。

👨‍⚕️ 好，同上次一样，在生活处方笺上签个名吧。

处方笺 2

减盐，控制在 1 日 3 g。

直至 1 个月后门诊。

---

2 个月后门诊：不用过度控盐，运动的效果更好

👨‍⚕️ 血压 126/80 mmHg 了，你做得很棒啊！

👤 刚开始时还是馋以前常吃的那些东西，于是只将肉类、油炸食品减半，没有完全杜绝；不到外面吃饭或吃零食，改为吃香蕉、葡萄；晚上有点饿时不吃薯片，改为吃香蕉、坚果；把沙拉酱、调味汁改为橄榄油。也没觉得有多苦。

　　在家里用血压计测量，发现最初两周效果很

好，但后来就没有改进了。要想继续降低血压，该怎么做呢？想进一步控制盐分，可网上说盐分摄入太少也不利于健康，对吗？

对的。一般认为 1 日摄入盐分 6 g（钠 2 500 mg）以下为适量。但近来发现，似乎 1 日 11 g 也没有什么不妥，更多就确实不好了。盐分摄入太少也确实对身体不好（见科学证据 No. 4）。

现在临近年终岁尾，在外面吃饭的机会增多，还有其他应酬什么的，担心血压会因此而上升。除控制饮食外，还有什么降血压的方法吗？

再减盐，血压也不会如当初一样顺利下降了（见科学证据 No. 5）。你现在坐办公室，运动量不足，以至于体重与血压同时上升。运动不足、肥胖会造成动脉粥样硬化，引发高血压。而运动流汗会排出盐分，降低血压；运动还可以缓解压力，改善睡眠，防止血压升高。在饮食疗法的基础上，再加上运动和减重的话，你的血压还可以降 5 mmHg 左右（见科学证据 No. 6）。世界卫生组织（WHO）也指出现在的人运动不足，提倡每周进行中强度运动 150-300 分钟，高强度运动 75-150 分钟。即便不去健身房，也可在家附近慢跑，上下班路上快走，换地铁时走阶梯，骑车上下班，周末种种菜、徒步什么的。

🧑 不知道能不能减重，但一定试一下。

处方笺 3

运动＋减重。

直至 1 个月后门诊。

---

6 个月后门诊：定下新的运动目标，防止反弹

👨‍⚕️ 血压 114/74 mmHg，完全正常，你太了不起了！体重也减了 7 kg。你做了哪些改变啊？

🧑 就说运动吧，在家附近的健身房办了会员，每周去 3-5 次，在跑步机上跑。但老在跑步机上跑，也有乏味的时候，幸好家附近有一个大公园。上周末正好天朗气清，蓝天白云的，就去那里跑步了。结果发现好多人都在跑，被大伙儿一带，竟然一口气跑了 10 km。不仅不累，反而觉得浑身轻快，好

久没有这种感觉了。

体会到慢跑的乐趣了吧？控制血压，很多人最初半年进展顺利，过后就开始反弹，所以说半年后才是真正的考验。要保持现在这种状态，就必须加点动机，比如明年去参加马拉松赛怎么样？这几年我都痴迷跑步，3 年前甚至开始跑半马。有目标才有动力，有动力才能坚持下去。

科学证据

No.1 血压不是太高，不用服用降压药

心血管疾病的危险因素包括：①腰臀比（Waist-to-Hip Ratio，腰围与臀围之比）高；②吸烟史5年以下；③血脂异常；④高密度脂蛋白胆固醇（HDL－C）低；⑤糖耐量异常；⑥不需要药物治疗的轻度糖尿病；⑦轻中度肾功能低下；⑧家族史中一级血亲（父母、子女）有心血管疾病。有随机对照试验将具有心血管疾病发病风险（含上述任一风险因素一种及多种，但不属于降压药适应

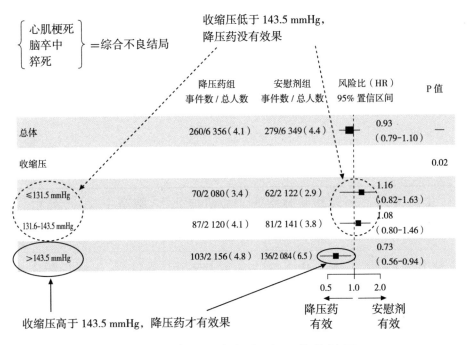

图1 收缩压的高低与降压药的效果

证）的受试者分为降压药（血管紧张素受体拮抗剂＋利尿剂）组和安慰剂组，比较两组出现心肌梗死、脑卒中、猝死的发病风险（心脏结局预防评估 3，Heart Outcomes Prevention Evaluation-3，HOPE 3）。在图 1 的结果分析中，将治疗前的血压再细分为三组：一组收缩压≤131.5 mmHg；一组收缩压为 131.6-143.5 mmHg；一组收缩压＞143.5 mmHg。可以看出，对收缩压高于 143.5 mmHg 的人群，降压药可使心肌梗死、脑卒中、猝死的发病风险降低 27%（风险比为 0.73），但对收缩压低于 143.5 mmHg 的人群，无论服用降压药还是安慰剂，心血管疾病的发病风险几乎相同。

No.2　减盐至 1 日 3 g，效果同降压药

由表 1 可以看出，仅减盐至 1 日 3 g，效果就跟服用降压药相当。

表 1　生活方式的改变与心血管疾病发病风险的下降比例（%）

生活方式	冠状动脉疾病	心肌梗死	脑卒中	死亡
盐分 1 g/日	2.0-3.3	2.6-4.2	1.7-2.7	0.9-1.4
盐分 2 g/日	4.0-6.4	5.1-8.1	3.4-5.3	1.7-2.8
盐分 3 g/日	5.9-9.6	7.6-12.0	5.0-7.8	2.6-4.1
吸烟量减半	3.7	11.9	4.4	4.3
BMI 降低 5%	5.3	8.0	0.7	2.0

（续表）

生活方式	冠状动脉疾病	心肌梗死	脑卒中	死亡
服用他汀类药物	5.3	2.9	0.9	0.3
服用降压药	9.3	13.1	9.3	4.1

注：据 Bibbins-Domingo K，et al. Projected effect of dietary salt reductions on future cardiovascular disease. N Engl J Med 362：590-599，2010.

No.3 高血压防治饮食降压最有效

有随机对照试验将 459 名血压偏高者分为普通饮食组和高血压防治饮食组进行历时 8 周的追踪调查。如图 2 所示，多吃蔬菜水果可降低血压，如果再控制饱和脂肪酸等的摄入，效果会更好。

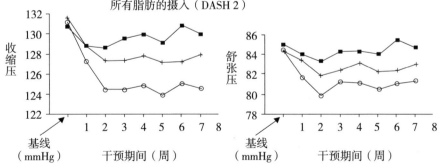

■ 普通饮食
+ 多吃水果 + 蔬菜（DASH 1）
○ 多吃水果 + 蔬菜 + 控制包括饱和脂肪酸在内的所有脂肪的摄入（DASH 2）

图 2 DASH 饮食与血压

注：据 Appel LJ，et al. A clinical trial of the effects of dietary patterns on blood pressure. DASH Collaborative Research Group. N Engl J Med 336：1117-1124，1997.

No. 4 没必要过度控盐

对盐分摄入，一般以 1 日 6.3 g 为标准，但一项以 133 118 人为受试者进行的大规模前瞻性研究发现，1 日 11.4 g 盐（钠 4 500 mg）最好，过少反而会适得其反。如图 3 所示，无论是否高血压，盐分摄入过少都会使死亡风险上升，但高血压患者（血压高于 140/90 mmHg）以钠 1 日 4 500 mg 为宜。若无高血压，摄入更多盐分死亡风险也不会上升，但以钠 1 日 4 500—8 000 mg 最为安全。

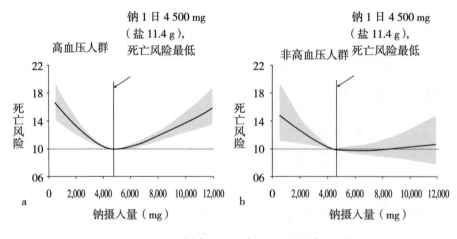

图 3 钠摄入量与死亡风险

No. 5 盐分摄入过多时减盐有效，但过度控盐效果不明显

在以 412 人为受试者进行的随机对照试验中发现，在坚持高血压防治饮食的同时，将钠摄入量控制在 1 日 1 500 mg（盐分 3.75 g），则收缩压可再降 3 mmHg，舒张

压可再降 1.6 mmHg（图 4）。不过，要把盐分摄入控制在
1 日 3.75 g，是相当辛苦的。

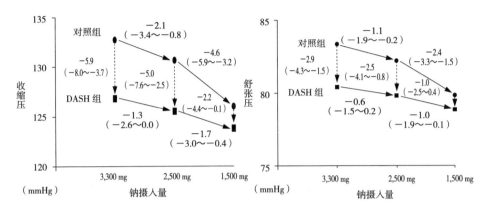

图 4　高血压防治饮食 + 严格控盐与降压效果

注：据 Sacks FM, et al. Effects on blood pressure of reduced die-
tary sodium and the Dietary Approaches to Stop Hypertension
(DASH) DIET. Dash + Sodium Collaborative Research Group. N
Engl J Med 344：3–10，2001.

No.6　高血压防治饮食 + 运动，降压效果最好

图 5 显示了 DASH + 运动 + 减重的随机对照试验结
果。该试验历时 4 个月，将 144 名未服降压药的高血压者
（超重、肥胖患者）随机分为三组：一组为普通饮食组，
一组为 DASH 组，一组为 DASH + 运动 + 减重组。运动
频率为 1 周 3 次，每次包括 10 分钟步行热身、30 分钟骑
车或步行、5 分钟放松，减重则通过控制进食量进行。如
图 5 所示，DASH 组收缩压降低 8 mmHg，DASH + 运
动 + 减重组收缩压可再降 5 mmHg。

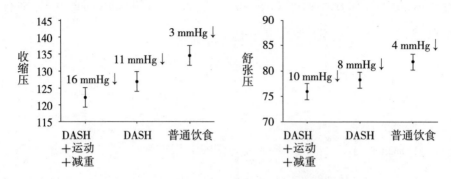

图5　DASH＋运动＋减重的降压效果

注：据Blumenthal JA，et al. Effects of the DASH diet alone and in combination with exercise and weight loss on blood pressure and cardiovascular biomarkers in men and women with high blood pressure：the ENCORE study. Arch Intern Med 170：126－135，2010.

参考文献

1. SPRINT Research Group，et al. A Randomized Trial of Intensive versus Standard Blood-Pressure Control. N Engl J Med 373：2103－2116，2015.

2. Böhm M，et al. Achieved blood pressure and cardiovascular outcomes in high-risk patients：results from ONTARGET and TRANSCEND trials. Lancet 389：2226－2237，2017.

3. Viera AJ，et al. Management of mild hypertension in adults. BMJ 355：i5719，2016.

2 血脂异常

担心会心肌梗死、脑卒中，可以改善指标吗

CASE

主　诉　体检发现血脂异常，网上说容易心肌梗死、脑卒中。有什么方法可以改善指标吗？

病　史　男，41岁，身高176 cm、体重77 kg、BMI＝24.9、腰围80 cm。血压118/80 mmHg、低密度脂蛋白胆固醇（LDL-C）3.52 mmol/L、高密度脂蛋白胆固醇（HDL-C）0.93 mmol/L、甘油三酯（TG）1.63 mmol/L、空腹血糖（FPG）5.49 mmol/L、糖化血红蛋白（HbA1c）5.9％。身体所见正常，无既往史，未服药。家族史中无心脏病，父亲、祖父患2型糖尿病，母亲血脂异常，服用他汀类药物。

诊疗背景 ≫

诊疗要点

HDL-C 低（正常值≥1.03 mmol/L）。LDL-C 偏高（正常值＜3.62 mmol/L），为血脂异常。在 26-45 岁，空腹血糖值在 5.05-5.49 mmol/L 即为偏高，鉴于糖尿病家族史，可以说其糖尿病发病风险高。甘油三酯也偏高，如果达到 1.69 mmol/L，糖尿病发病风险会上升[1]。

循证治疗

△ **他汀类药物** 可能使糖尿病发病风险上升[2]，使白内障发病风险上升或使肌肉疼痛次数增加，但可预防心血管疾病[3]。服用他汀类药物使 LDL-C 充分降低后，HDL-C 越高，心血管疾病发病风险越低[4]。

△ **胆固醇酯转运蛋白（CETP）抑制剂** 即便改善 LDL-C、HDL-C 指标，也未必能预防心血

管疾病[5]。

循证生活

◎ **有氧运动** 可使 HDL - C 上升 0.13 mmol/L，而且可预防糖尿病、心血管疾病等多种疾病，也无副作用[6]。

◎ **减重** 体重减少 7-8 kg，可使 HDL-C 上升 0.05-0.08 mmol/L[7]。

◎ **低碳水化合物的阿特金斯饮食法（The Atkins Diet）** HDL-C 勉强维持现有水平[8]。

◎ **饮酒** 每日摄入酒精 30 g，可使 HDL-C 上升 0.10 mmol/L，但胰腺炎、肝功能障碍、癌症等的发病风险会上升，因此不建议饮酒[9]。

◎ **戒烟** 不仅可使 HDL - C 上升 0.10 mmol/L，还可预防心血管疾病等[6]。

要使 HDL-C 升高，有氧运动最有效，同时还可降低心血管疾病发病风险；而通过饮食法减重或单纯采用饮食疗法，则更适合 LDL-C 高的人，而不是 HDL-C 低的人。

个 人 史

患者开车上下班。多半坐办公室工作，工作日 9-17 点几乎都坐在办公桌前。下班回家后喜欢一边喝酒一边看棒球赛等体育节目，平均一天看电视 3-4 小时，喝日本酒 3-4 杯（含酒精 15%，30 ml/杯）。周末或在家看电视，或开车到郊区的购物中心购物。戒烟 10 来年了，喜欢吃肉类、油炸食品等味重油厚的食物。

诊疗策略

坐办公室的人越来越多，不仅是日本，世界各国都是如此。如果上班时间无法避免久坐，就利用下班时间和周末做运动吧。要长期坚持，还得依着本人的兴趣爱好来。

个人意愿

LDL-C、甘油三酯高，而 HDL-C 低，会引发动脉粥样硬化，增加心肌梗死、脑卒中发病风险及相关死亡风险，即心脑血管疾病发病风险增高。这样的认识在医学界已达成共识，而随着网络的普及，普通人也日渐拥有这样的常识。

患者来就诊就是想知道该不该开始服药。告知治疗的科学证据后，患者表示，"我有糖尿病家族史，还是先不服药吧。"又说，"上学时一直运动，工作后就完全停止了。真想重新拾起运动，可利用下班后或周末的时间。"由此可知，患者更希望通过运动预防心血管疾病，而不是控制饮食。

医患对话 ≫

首次门诊：运动要量力而为

🧑‍⚕️ 你上学时做什么运动啊？

🧑 棒球、网球、篮球、游泳、田径，几乎什么都做。平时也总是在想，"今年一定把运动捡起来！"可每每事与愿违，算来将近 20 年没有运动了。

🧑‍⚕️ 如果从下周开始运动，你会选择什么项目呢？

🧑 在上下班路上，最近新开了一家健身房，一直想去看看。在网上查了一下，不仅有跑步机、各种肌肉训练器材，还有游泳池，入会费也不是那么高。听到您说"每周做 2 小时有氧运动，心肌梗死发病风险会降到 $1/3$[10]"，我也想去健身房了。

那好啊，可以 1 次跑步或游泳 45 分钟。你 1 周可去几次？

1 周运动 2 小时的话，周一、三、五，每周去 3 次，就超过 2 小时了。

绝对做得到算 100%，完全做不到算 0 的话，你能做到多少呢？

80%。

很好。不过，先在跑步机上走吧。不要还像年轻时那样，一上来就猛跑。要是出现肌肉疼痛、扭伤之类的，身体"护痛"，就难以坚持了。好，在处方笺上签字吧，咱们 1 个月后再见。

处方笺 1

　在健身房做有氧运动，1 次 45 分钟，1 周 3 次。

　直至 1 个月后门诊。

1 个月后门诊：1 周慢跑 4-5 次，死亡风险降低

🧑‍⚕️ 去健身房了吗？

🧑 去了，去了，基本上 1 周 3 次，主要是在跑步机上跑。刚开始时慢慢跑也直喘气，看来真是运动不足。最近身体好像习惯了。

🧑‍⚕️ 好啊。在家看电视的时间减少了吗？

🧑 一去健身房，看电视的时间就少了。跑步机上也有电视屏幕，可以边看边运动，算是一心二用吧。

🧑‍⚕️ 现在跑步速度如何？能跑多长时间？

🧑 可以 1 次跑 8 km，45 分钟，跑得大汗淋漓。这样运动后晚上睡得可沉了，第二天也不觉得疲倦，工作效率反而提高。

🧑‍⚕️ 太好了！1 天坐 8 个小时的人，与整天都走来走去的人相比，死亡风险要高 59%。如果每周以时速 8 km 跑 4-5 次，每次 45 分钟，则死亡风险就与之持平了（见科学证据 No. 1）。

🧑 已经习惯了每周跑 3 次，在想要不要再多跑点呢。要是周末也去，就可以每周跑 4-5 次了。

👤 好，那下个月以时速 8 km 跑步，每周 4–5 次，怎么样？

处方笺 2

在健身房以时速 8 km 跑步，每周 4–5 次。

直至 1 个月后门诊。

---

2 个月后门诊：利用运动量指标——代谢当量（METs）

👤 健身进展如何？

👤 嗯，按处方笺做了，感觉身体也习惯了，现在可以时速 8 km 跑 60 分钟。但老在跑步机上以同样的速度，跑那么长时间，也觉得有点枯燥，1 周跑 3 小时也就到头了。有没有什么其他方法？

👤 如果觉得老在跑步机上跑步枯燥，那就周末在家附近跑，或者游泳、打网球、爬山、徒步、做有氧健身操等，选择自己喜欢的项目。加上周末的户

外运动，争取 1 周的运动强度达到 22.5-40 METs
(Metabolic Equivalents，METs)。那样的话，与完
全不运动的人相比，死亡风险可降低 30%-40%
(见科学证据 No.2、No.3)。

👤 什么是 METs?

🧑‍⚕️ METs 以安静坐姿（静息）时的耗氧量为 1 计
算，用来表示各种运动项目的运动强度（耗氧量、
运动量）。大概用跑步时速就可以表示 METs，以
时速 8 km 跑步，1 小时的运动强度就是 8 METs。
你现在跑步时速是 8 km，每周跑 3 小时，算起来 1
周就是 24 METs。你已经达到了每周 22.5-40
METs 的运动目标。其他运动项目的 METs 换算可
以在网上查。是不是比吃药还有效啊?

👤 是啊，又运动了，又乐在其中，是再好不过的
事了。从运动中感受到乐趣，就能坚持下去。家附
近有个大公园，周末就去那儿跑吧。1 圈 5 km，还
没有红绿灯，可以同样的速度跑下去。

🧑‍⚕️ 太好了。加上户外跑步，争取 1 周达到 22.5-
40 METs。你在健身房已经达到了，应该不难。

👤 好。

处方笺 3

　　1 周运动强度 22.5-40 METs，跑步机上跑步、户外跑步、游泳、骑车、爬山等都可以。

　　直至 1 个月后门诊。

---

3 个月后门诊：跑得越快，死亡风险越低

👨‍⚕️ 最近 1 个月怎样啊？

🧍 嗯，每次在健身房跑 30 分钟，游泳 30 分钟，其他时间在家附近跑，或者与家人出去徒步，运动项目多一点了。之前一直是家和单位两点一线，脑袋里一天到晚都装着工作上的事儿。现在运动出了一通汗后，感觉身轻体快，压力全消。1 周的运动应该有 35 METs 吧。哦，对了，在家附近跑时，看到好多人也在跑，他们跑得好快。我也想跑快点儿，有什么好方法吗？

👨‍⚕️ 那就来高强度的间歇跑（Interval Training）怎么样？你现在可以时速 8 km 跑 1 小时，咱们改变一下：热身后先以时速 10 km 跑 1 km（6 分钟），

再以时速 6 km 快走 2 分钟，如此反复 3 次。可以在跑步机上练习，也可以在户外。买带 GPS 功能的运动手表，就可以看见跑步速度、距离。间歇跑是练速度的有效捷径[11]，而且，跑得越快，死亡风险越低（见科学证据 No. 2）。能做到吗？

🧍 试一下哈。

处方笺 4

　　高强度间歇跑，时速 10 km 跑 1 km（6 分钟），时速 6 km 快走 2 分钟，反复 3 次。

　　直至 1 个月后门诊。

4 个月后门诊：间歇跑可使死亡风险降到 1/5

🧍 间歇跑效果真好！平时在健身房练习，周末在家附近跑，现在能以时速 9 km 跑了。想逐渐提高间歇跑的速度，以多少为目标合适？

🧑‍⚕️ 最终目标是时速 13 km，逐渐上调吧。那样的话，与完全不运动的人相比，死亡风险降到 1/5[12]。

而且运动量增加后静息时心率也会降低，如果低于每分钟 60 次，则死亡风险是每分钟 75 次以上的人的一半，猝死的风险也是其 1/4−1/3[13]。现在以时速 10.5 km 为目标吧。

处方笺5

高强度间歇跑，以时速 10.5 km 跑 1 km（6分钟），快走 2 分钟，反复 3 次。

直至 1 个月后门诊。

1 年后门诊：争取跑半马

🧑‍⚕️ 前不久体检，HDL−C 升高到 1.34 mmol/L。没吃药没花钱，指标就变好了，真是太开心了，运动真棒！现在跑的距离也长了，在想要不要去参加半程马拉松赛呢。

🧑 是吧。对，先不要贸然跑马拉松全程 42.195 km，等习惯半马跑后，再挑战全马不迟，毕竟运动过度也不好（见科学证据 No. 3）。

科学证据

No.1 长时间坐姿的人，该怎样消解运动不足呢

在20世纪50年代进行的一项流行病学调查显示，伦敦的公共汽车司机患冠状动脉疾病的风险高于随车售票员[14]。其后的研究也显示，长时间坐姿工作和运动不足都是死亡的风险因素。那究竟多大的运动量可以抵消长时间坐姿的死亡风险呢？一项针对100万受试者的试验数据进行的荟萃分析得出以下研究结果（图1）。

以日坐姿时间低于4小时，且周运动强度达到35.5METs的死亡风险为基数1。与之相比，日坐姿时间大于8小时，且周运动强度小于2.5METs的死亡风险为1.59（95%置信区间1.52-1.66）。而日坐姿时间大于8小时，且周运动强度大于35.5 METs的死亡风险为1.04（95%置信区间0.98-1.10），较基数并未显著上升。这说明即便长时间坐姿工作，只要运动量足够，也可抵消死亡风险。如果一天看电视时间大于5小时，那么运动量可想而知，还是把看电视的时间用来运动吧。

No.2 长时间慢跑与短时间快跑，哪个更好

在中国台湾，曾针对约40万人进行了一次历时8年的前瞻性追踪调查，以研究运动量与死亡风险的相关性（图2）。结果显示，散步程度的运动几乎没有效果；快走、慢跑等多少会"粗喘气"的中强度运动，每日90分

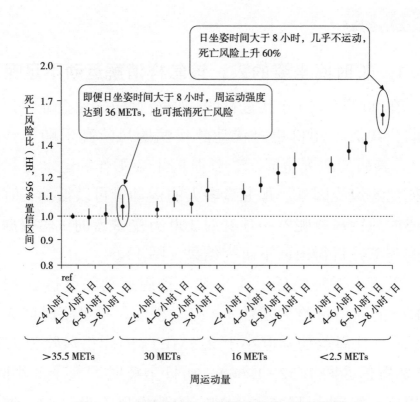

图 1　日坐姿时间、周运动量与死亡风险

注：据 Ekelund U, et al. Does physical activity attenuate, or even eliminate, the detrimental association of sitting time with mortality? A harmonised meta-analysis of data from more than 1 million men and women. Lancet 388：1302–1310, 2016.

钟，死亡风险降低 35%；游泳、跑步等高强度运动，每日 45 分钟，死亡风险降低 45%。因此，与其慢吞吞地进行中低强度运动，还不如速战速决，短时间高强度运动，对健康更有益。

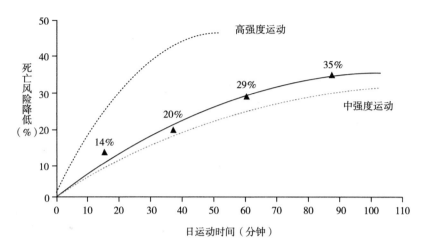

图 2 日运动时间、强度与死亡风险

注：据 Wen CP, et al. Minimum amount of physical activity for reduced mortality and extended life expectancy: a prospective cohort study. Lancet 378: 1244-1253, 2011.

No. 3 运动过度也不好吗

　　针对 66 万名老人进行的历时 5 年的追踪调查显示，进行中高强度运动、周运动强度达 22.5-40 METs 的人群，与几乎不运动的人群相比，死亡风险降低约 40%（图 3）。不过，周运动强度再加大，几乎没有更大的效果了，如果大于 75 METs，死亡风险可能反而上升，但还是低于完全不运动的人。

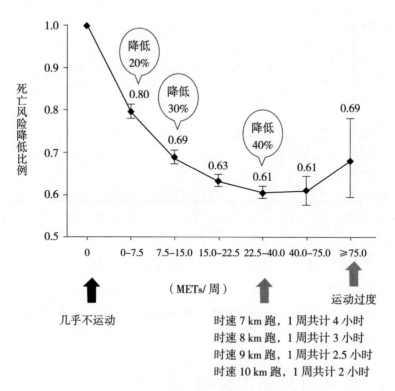

图 3　运动量与死亡风险

注：据 Arem H, et al. Leisure time physical activity and mortali-ty: a detailed pooled analysis of the dose-response relationship. JAMA Intern Med 175: 959-967, 2015.

参考文献

1. Tirosh A, et al. Normal fasting plasma glucose levels and type 2 diabetes in young men. N Engl J Med 353: 1454-1462, 2005.

2. Ridker PM, et al. Cardiovascular benefits and diabetes risks of statin therapy in primary prevention: an analysis from the JU-PITER trial. Lancet 380: 565-571, 2012.

3. Yusuf S, et al. Cholesterol Lowering in Intermediate-Risk Persons without Cardiovascular Disease. N Engl J Med 374: 2021－2031, 2016.

4. Barter P, et al. HDL cholesterol, very low levels of LDL cholesterol, and cardiovascular events. N Engl J Med 357: 1301－1310, 2007.

5. Lincoff AM, et al. Evactrapib and Cardiovascular Outcomes in High-Risk Vascular Disease. N Engl J Med 376: 1933－1942, 2017.

6. Kodama S, et al. Effect of aerobic exercise training on serum levels of high-density lipoprotein cholesterol: a meta-analysis. Arch Intern Med 167: 999－1008, 2007.

7. Dattilo AM, et al. Effects of weight reduction on blood lipids and lipoproteins: a meta-analysis. Am J Clin Nutr 56: 320－328, 1992.

8. Ebbeling CB, et al. Effects of a low-glycemic load vs low-fat diet in obese young adults: a randomized trial. JAMA 297: 2092－2102, 2007.

9. Rimm EB, et al. Moderate alcohol intake and lower risk of coronary heart disease: meta-analysis of effects on lipids and haemostatic factors. BMJ 319: 1523－1528, 1999.

10. Lakka TA, et al. Relation of leisure-time physical activity and cardiorespiratory fitness to the risk of acute myocardial infarction. N Engl J Med 330: 1549－1554, 1994.

11. Wisløff U, et al. Superior cardiovascular effect of aerobic interval training versus moderate continuous training in heart

failure patients: a randomized study. Circulation 115: 3086–3094, 2007.

12. Myers J, et al. Exercise capacity and mortality among men referred for exercise testing. N Engl J Med 346: 793–801, 2002.

13. Jouven X, et al. Heart-rate profile during exercise as a predictor of sudden death. N Engl J Med 352: 1951–1958, 2005.

14. Morris JN, et al. Coronary heart-disease and physical activity of work. Lancet. 265: 1053–1057, 1953.

3 肥胖症

体重即便减下来，也很快反弹

CASE

主　诉　体重即便减下来，也很快反弹。

病　史　男，45岁，身高165 cm、体重84 kg、BMI＝30.9、腰围 92 cm。血压 143/88 mmHg、空腹血糖 5.44 mmol/L、糖化血红蛋白（HbA1c）5.9％、总胆固醇 6.05 mmol/L、高密度脂蛋白胆固醇（HDL－C）1.00 mmol/L、甘油三酯（TG）1.86 mmol/L。膝关节痛，有睡眠呼吸暂停，未服药。家族史中父亲患有肥胖症、2型糖尿病，母亲患有高血压、血脂异常。

诊疗背景 ≫

诊疗要点

身体质量指数（Body Mass Index，BMI）等于体重（kg）÷身高的平方（m²）。按日本肥胖学会的标准，该患者是中度肥胖，按世界卫生组织（WHO）标准，则是轻度肥胖。腰围大，是内脏脂肪型（腹型）肥胖，同时有高血压、血脂异常，属于代谢综合征（Metabolic Syndrome）。且并发睡眠呼吸暂停、关节痛，生活质量已受影响。

循证治疗

不适用药物。

循证生活

◎ 高蛋白、低升糖指数（Glycemic Index，GI）饮食，或高血压防治饮食（DASH）＋有氧运动，或肌肉训练　体重可下降 7-8 kg，且不易反弹，还可预防心血管疾病等多种疾病。

◎ **地中海饮食** 体重可下降 4–5 kg，且易于坚持，还可预防心血管疾病。

◎ **低碳水化合物的阿特金斯饮食法（The Atkins Diet）** 体重可下降 7–8 kg，但易反弹，还可能引发动脉粥样硬化。而不限制热量摄入，则相对容易实行。

◎ **低脂肪饮食** 体重可下降 7–8 kg，但易反弹，需严格控制饮食。

◎ **高碳水化合物饮食** 体重最容易增加。

◎ **运动** 只运动，体重不会减轻。

控制热量摄入的高蛋白、低 GI 饮食或 DASH 饮食（多吃蔬菜、水果，尽量不吃油炸食品和含饱和脂肪酸的食物）+ 有氧运动或肌肉训练，不仅可降低体重，使体形显得年轻，而且不易反弹，同时可预防各种慢性病，实现健康的终极目标。地中海饮食易于长期坚持，可减少心血管事件的发生[1]。低碳水化合物饮食、低脂肪饮食减重效果好，但易反弹（见科学证据 No. 1）。只运动体重不会减轻[2]，高碳水化合物饮食反而会使体重增加。

个人史

患者近年来工作忙，压力大，不知不觉间就暴饮暴食，结果 40 多岁后体重增加了 10 kg 以上。曾按自己的方法减肥，不吃早餐或午餐，限制热量摄入，坚持 2-3 个月后体重会减轻 3 kg 左右，但稍一大意很快就反弹。近 2 年来减重、反弹，再减重、又反弹，反反复复，体重反而持续增加。妻子说他有睡眠呼吸暂停，总是白天犯困，经常感觉疲倦、情绪低落。上下阶梯、从椅子上起身等，会出现膝痛，日常生活似乎都千难万难。

诊疗策略

先尝试低碳水化合物饮食等 3-6 个月，争取体重减轻 5%，具有临床意义。体重充分下降后，睡眠呼吸暂停就会改善，膝痛也会减轻，患者就能切身感受到减重的效果，医患间也得以相互信任。然后采用穴居人饮食（Paleolithic Diet）[3] + 有氧运动 + 肌肉训练的组合，减少内脏脂肪，减小腰围，改善体形，使整个人显得年轻。体脂率下降、肌肉量增加、基础代谢增强，就可保持理想体重，也不需要过度节食，偶尔大快朵颐（比如 1 周 1 次）也不会发胖。

诊疗时要注意：①语气和善，友好；②不指手画脚；③不指责，比如武断地说体重减不下来就是因为没改变生活方式等；④不使用肥胖、发福之类的词语。

如果患者的改变意愿是 3 级以上，就可以开出生活处方笺。如果是 1、2 级，就要问为什么不是 2、3 级。如果是 0 级，就给患者一点时间，在下次门诊时再评估其改变意愿。

Column 患者改变意愿评价等级

0 级：完全没有兴趣（No interest.）。

1 级：有改变愿望，但坚信做不到（I cannot do it.）。

2 级：有改变愿望，但没有信心（I may not do it.）。

3级：心情矛盾，想尝试，又怕做不到（I will do, but maybe I cannot do it. Being ambivalent.）。

4级：立即开始行动（I will do it.）。

5级：行动中（I am doing it.）。

6级：坚持中，没有反弹（I am still doing it.）。

个人意愿

肥胖的原因人人不同，生活处方笺的内容也应因人而异。这就需要患者做自己的主治医生，医生只需倾听患者意愿，提出建议。

患者表示，"控制热量摄入，饿肚子太难受了！希望采用不挨饿的饮食法。"要开出应对肥胖的处方笺，就需要了解患者的改变意愿。

近年来患者体重激增，出现"身体沉重、膝痛、睡眠呼吸暂停、白天犯困、工作效率低下、身体疲倦"等，患者深感需要减重。实际上，患者也曾多次尝试不吃早餐或午餐，限制热量摄入，减重也有成功的时候。但一遇见什么事儿就可能前功尽弃，依然故我，出现反弹，以至于对自己缺乏信心，"我是不是受不了节食啊？"由此可见，患者改变意愿处于 3 级，需要首先恢复减重的信心。

医患对话 ≫

首次门诊：让患者当自己的主治医生，制订减重计划

👨‍⚕️ 从今天开始，你就是自己的主治医生，负责控制自己的体重，而我则负责咨询。你想怎么减重呢？

👤 想采用低碳水化合物饮食，尤其是阿特金斯饮食法（与中国以谷物、蔬菜为主的传统饮食不符，仅供参考。——译注）。网上都说好，您看行吗？不过，体检发现胆固醇也有问题，是不是低脂肪饮食更好呢？

👨‍⚕️ 你下功夫了啊。阿特金斯饮食法确实减肥效果最好（见科学证据 No. 2），也不限制热量摄入，与

你的意愿也相符。低脂肪饮食在降低坏胆固醇（LDL-C）的同时，也会降低好胆固醇（HDL-C），而低碳水化合物饮食会降低坏胆固醇，升高好胆固醇，正好改善你的体检指标，针对性强（见科学证据 No. 1）。

是吧？那就采用阿特金斯饮食法，具体该怎么做呢？

最初 2 个月，将碳水化合物的摄入量控制在 1 日 20 g 以下。即便是含蛋白质多的食物，也含有碳水化合物，而像米饭、面包、意大利面、乌冬面等含碳水化合物多的食物，基本上不要碰。主要吃含蛋白质、脂肪多的食物，也没有必要限制热量摄入。

那样的话，体重可减多少呢？

一般 3 个月可减 6 kg，也就是 1 个月减 2 kg，1 周减 0.5 kg。3 个月后体重下降速度趋缓，6 个月后体重共减少 10%，也就是 8 kg。到时膝痛消失，睡眠呼吸暂停改善，白天也不会犯困了。

好几次我都 1 个月减了 3 kg，结果很快反弹，还反弹了 5 kg。

👨‍⚕️ 先把目标定得低一点吧。对 1 个月后减掉 2 kg，你有多大信心？绝对做得到算 100%，完全做不到算 0。

🧑 有 80% 吧。

👨‍⚕️ 好。我写下处方笺，你来签个名。

处方笺 1

采用阿特金斯饮食法，将碳水化合物的摄入控制在 1 日 20 g 以下，争取体重 1 个月减 2 kg。

直至 1 个月后门诊。

---

6 个月后门诊：换其他饮食法，防止松懈、反弹

👨‍⚕️ 前面几个月，每月 1 次门诊都顺利减重，到今天已经实现减 8 kg 的目标了。血压也降到 132/80 mmHg，太了不起了！你自己觉得怎样呢？

🧑 要是我一个人，肯定坚持不下来。因为有每月

1次门诊，面对美食诱惑的时候，也忍耐着，终于坚持到今天。不过，这一个月以来，体重几乎没减，是不是减重效果到头了？

低碳水化合物饮食的减重效果，对大多数人来说6个月也就到头了（见科学证据No.1）。

那就别再咬牙坚持阿特金斯饮食法了，换成别的饮食法吧。有没有容易长期施行的饮食法呢？

以地中海饮食为主的减重法怎么样？包括大量使用鱼类、豆类、坚果、橄榄油以及西红柿等蔬菜的意大利面，还有大量使用鱼、虾、蟹、贝类的西班牙海鲜饭。地中海饮食的减重效果可长期持续（见科学证据No.1），而且可有效预防心肌梗死、脑卒中，尤其适合胆固醇高的人。

就是意大利、西班牙料理餐馆的饭菜吧？可要每天施行地中海饮食，也吃不起啊。

所谓西班牙海鲜饭，也就是农业、工业高度发达以前的饮食，属于低碳水化合物饮食。除此之外，还可以少吃面包、米饭等谷物，以及乳制品、零食、果汁，还有香肠、萨拉米风干肠（salami）、罐头等肉类加工品，以及食盐、油脂等，而多吃蔬菜、水果、鱼类、肉类、蛋类等。不用限制热量摄入，腰身就可变细，甘油三酯、血压也可降下来[3]。可以吃牛肉、猪肉、羊肉等红肉，而其肉类加工品却易引发冠状动脉疾病、糖尿病[4]。

日本料理的减重效果尚缺乏科学证据。总的来说，日常饮食中碳水化合物应避免精白米，尽量吃带颜色的五谷；不吃肉类加工品，而多吃鸡肉、鱼类等优质蛋白质；不吃容易升高血糖的碳水化合物，如面类、面包、薯类、果汁、零食、蛋糕等，糖分主要从水果、蔬菜中摄取；脂肪不吃白色的肥肉部分、黄油、人造奶油等，牛奶也选低脂的，避免摄入饱和脂肪酸，而主要摄入橄榄油、鱼油等不饱和脂肪酸[5]。

总之，不刻意控制进食量，不吃肉类加工品，且蛋白质、碳水化合物、脂肪尽量从天然、优质的食材中摄取，这样的饮食不仅可有效控制体重，还可降低心血管疾病发病风险[6]。

可以防止体重反弹吗？

当然，不过吃多了也会增重。每天早上起床后称体重，保持现在的体重。一旦发现体重增加了，可以减少当天的进食量，也可以做运动，增加热量消耗，自己调整。万一暴饮暴食了，48小时之内在家附近慢跑，养成运动的习惯，就不容易反弹了。对1个月内维持现在的体重，有多大信心呢？

👤 80%吧。

👨‍⚕️ 好，在生活处方笺上签名吧。

处方笺 2

（1）不吃容易升高血糖的食物。

（2）充分摄入蔬菜、水果、蛋白质。

（3）每天早上称重，维持现在的体重。

直至1个月后门诊。

9个月后门诊：有氧运动＋肌肉训练，维持身体成分百分比

👨‍⚕️ 比上个月减了3 kg呢，你是怎么做到的？

👤 膝痛消失后就去家附近的健身房办了卡，开始运动。基本上每天在跑步机上跑1个小时以上，饭

量也减小了，晚上睡得沉，疲倦感也没有了。几个月以来不再下降的体重开始重新减轻。对了，想向大夫咨询一件事情……

😊 什么事啊？

😊 健身房有体重计，还可测体脂率、肌肉量，我每天都测。发现体重是在减少，可脂肪仅减少了一点点，肌肉量却减得很厉害。每天摄入的蛋白质应该够了啊，是不是哪里做错了？

😊 采用饮食法或做慢跑等有氧运动，不仅会减脂肪，还会减肌肉量，即便蛋白质摄入充分也没有用，而且运动过度反而会使体脂率上升。健身房有肌肉训练器材吧？加上肌肉训练，可训练耐力，维持肌肉量，同时降低体重[7]。

处方笺 3

　　加上有氧运动、肌肉训练，以维持肌肉量，进一步减轻体重。

　　直至 1 个月后门诊。

1 年后门诊：吃低 GI（升糖指数）食物，维持体重

👨 体重稍微增加了。不过，从数据来看，是肌肉量增加了，所以体重增加就不用担心了。基础代谢增强，偶尔大吃一顿也无碍。只要增大运动量，体重很快就会降回去。

👤 是吧？最近白米饭、白面包也开始吃了，量跟以前差不多，就怕体重反弹。

👨 那就吃高蛋白、低 GI 食物（见科学证据 No. 3）怎么样？

👤 具体怎么做呢？

👨 GI 就是指餐后血糖容易上升的程度。以血糖最容易上升的砂糖为基数 100，GI 70 以上的食物包括零食、燕麦片、土豆、西瓜、白面包、白米饭、玉米片等，是高 GI 食物；红薯、糙米饭、杂粮米饭等为中 GI 食物；大多数水果、蔬菜、豆类、全谷物、坚果等 GI 都低于 50。简而言之，同样是糖分，有的容易发胖，有的不容易发胖。多摄取蛋白质，少摄取糖分，且尽量摄入低 GI 食物，即高蛋

白、低 GI 饮食。也就是不吃白米饭，而吃糙米饭、杂粮饭，不吃白面包，而吃褐色（全麦）面包，就不用像阿特金斯饮食法那样严格限制碳水化合物的摄入了（表1）。

👤 好，一定试一下。

表 1　高、中、低 GI 食物

	低 GI（首选）	中 GI	高 GI
蔬菜	绿黄色蔬菜	甜菜、板栗、嫩豌豆、南瓜、红薯	嫩玉米、薯条、土豆、薯片
水果	大多数水果	香蕉、火龙果、芒果、木瓜、西瓜	果汁
坚果	大多数坚果	奶油花生	
谷物		麦粒饭、杂粮饭、全麦意大利面	白米饭、白面包、意大利面、乌冬面等精白米、精白面食品
乳制品	牛奶、奶酪、酸奶（无糖）		

1 年半后门诊

👤 近来好像不忌口也不会发胖了，碰到久未谋面的人，都说我变年轻了。现在每天都活得很带劲。

蛋就约含胆固醇 250 mg，也就是 1 天可以吃 1 个鸡蛋。试验发现，半年后体重减少 4 kg，2 年后反弹 1 kg，6 年后完全反弹。

另有荟萃分析发现，将脂肪摄入在总热量中的比例降低 1%，体重会减少 0.2 kg[8]。另有报告显示，将脂肪摄入控制在总热量的 7%，则 1 年后体重减少 11 kg[9]。即从脂肪中摄入的热量越少，体重减少越多，但摄入的总热量也必须严格限制，近年来很少采用这种方法减重。

低碳水化合物饮食 最初 2 个月，碳水化合物的摄入量控制在 1 日 20 g，体重减轻后，其摄入量可逐渐增至 1 日 120 g，但摄入的总热量没有限制，蛋白质、脂肪可随意摄入。试验发现，半年后体重减少 6-7 kg，2 年后反弹 1-2 kg。

另有随机对照试验发现，与低脂肪饮食相比，低碳水化合物饮食减肥效果更好。每 3 人中有 2 人一直坚持该饮食，6 年后该组体重反弹 2 kg[10]。另外的随机对照试验发现，低碳水化合物饮食的减重效果只能维持半年，1 年后就容易反弹[11]，但 6 年后低密度脂蛋白胆固醇（LDL-C）仍然处于低水平，高密度脂蛋白胆固醇（HDL-C）仍然处于高水平，可能适合 HDL-C 低的患者。低碳水化合物饮食对心血管疾病的影响不明，但以老鼠进行的试验显示，尽管胆固醇代谢改善，但会引发动脉粥样硬化[12]。

地中海饮食 多吃蔬菜、鸡肉、鱼类、豆类，少吃牛肉等红肉；日摄入热量为男子 1 800 kcal、女子 1 500 kcal；

脂肪摄入占总热量的 35% 以下，主要脂肪源为橄榄油或数粒坚果。试验发现，半年后体重减少 4–5 kg，2 年后无反弹，6 年后反弹 1 kg，是最不容易反弹的饮食。随机对照的临床试验发现，地中海饮食还可使心血管疾病发病风险降低 30%[13]。

总之，要长期控制体重，地中海饮食最有效，而低碳水化合物饮食则更适合血脂异常的患者。

No.2　阿特金斯饮食法减重最有效吗

在 48 个随机对照临床试验中，共有 7 286 名受试者参加，表 2 是其荟萃分析结果。试验 6 个月后，体重减得最多的是以阿特金斯饮食法为代表的低碳水化合物饮食，但 12 个月后减重效果与低脂肪饮食几乎相同。所谓低脂肪饮食，就是严格限制脂肪摄入，将其控制在总热量的 20% 以下。既然两种饮食的减重效果相差无几，还是让患者自己选择，也许更能长期坚持。

与其关注各种减重饮食法的名称或内容上的细微差别，不如努力长期坚持，减重才能出成果。

表2　低碳水化合物饮食与低脂肪饮食的减重效果

	碳水化合物（%）	蛋白质（%）	脂肪（%）	6个月后体重变化（kg）	12个月后体重变化（kg）
低碳水化合物饮食	≤40	30	30－55	－8.73	－7.25
普通饮食	55－60	15	20－30	－6.78	－5.70
低脂肪饮食	＞60	10－15	≤20	－7.99	－7.27

注：据 Johnston BC, et al. Comparison of weight loss among named diet programs in overweight and obese adults: a meta-analysis. JAMA 312: 923－933, 2014.

No.3　有不易反弹的饮食吗

先进行预备试验，受试者均42岁左右，BMI在27-45的范围内，先控制热量摄入，8周后体重减轻8%以上者共773人。然后再进行随机对照试验，将以上773人随机分为五组，分别为高蛋白低GI饮食组、低蛋白低GI饮食组、高蛋白高GI饮食组、低蛋白高GI饮食组、对照组。高GI饮食的GI值平均为60，低GI饮食的GI值平均为55，高蛋白饮食的蛋白质摄入占总热量的22%，低蛋白饮食的蛋白质摄入占总热量的17%。结果如图2所示，只有高蛋白低GI饮食组体重最不容易反弹。

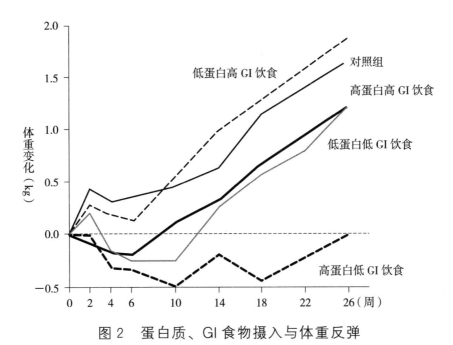

图 2　蛋白质、GI 食物摄入与体重反弹

注：据 Larsen TM, et al. Diets with high or low protein content and glycemic index for weight-loss maintenance. N Engl J Med 363：2102−2113，2010.

参考文献

1. Estruch R, et al. Primary prevention of cardiovascular disease with a Mediterranean diet. N Engl J Med 368：1279−1290，2013.

2. Villareal DT, et al. Weight loss, exercise, or both and physical function in obese older adults. N Engl J Med 364：1218−1229，2011.

3. Manheimer EW, et al. Paleolithic nutrition for metabolic syndrome：systematic review and meta-analysis. Am J Clin Nutr 102：922−932，2015.

4. Micha R, et al. Red and processed meat consumption and risk

of incident coronary heart disease, stroke, and diabetes mellitus: a systematic review and meta-analysis. Circulation 121: 2271−2283, 2010.

5. Wang DD, et al. Association of Specific Dietary Fats With Total and Cause-Specific Mortality. JAMA Intern Med 176: 1134−1145, 2016.

6. Sotos-Prieto M, et al. Association of Changes in Diet Quality with Total and Cause-Specific Mortality. N Engl J Med 377: 143−153, 2017.

7. Villareal DT, et al. Aerobic or Resistance Exercise, or Both, in Dieting Obese Older Adults. N Engl J Med 376: 1943−1955, 2017.

8. Hooper L, et al. Effect of reducing total fat intake on body weight: systematic review and meta-analysis of randomised controlled trials and cohort studies. BMJ 345: e7666, 2012.

9. Ornish D, et al. Can lifestyle changes reverse coronary heart disease? The Lifestyle Heart Trial. Lancet 336: 129−133, 1990.

10. Samaha FF, et al. A low-carbohydrate as compared with a low-fat diet in severe obesity. N Engl J Med 348: 2074−2081, 2003.

11. Foster GD, et al. A randomized trial of a low-carbohydrate diet for obesity. N Engl J Med 348: 2082−2090, 2003.

12. Foo SY, et al. Vascular effects of a low-carbohydrate high-protein diet. Proc Natl Acad Sci U S A 106: 15418−15423, 2009.

13. Estruch R, et al. Primary prevention of cardiovascular disease with a Mediterranean diet. N Engl J Med 368: 1279−1290, 2013.

4 糖尿病

血糖偏高，糖尿病可预防吗

CASE

主　诉　体检发现血糖偏高，糖尿病可预防吗？

病　史　女，60 岁，身高 154 cm、体重 59 kg、BMI＝24.5、腰围 79 cm。血压 118/80 mmHg、空腹血糖 5.88 mmol/L、糖化血红蛋白（HbA1c）5.9％。身体所见正常，无既往史，未服药。家族史中父母都是 2 型糖尿病患者，已故。

诊疗背景 ≫

诊疗要点

进行 75 g 口服葡萄糖耐量试验（OGTT），2 小时后血糖值为 8.49 mmol/L，诊断为临界型（糖耐量受损)。鉴于糖尿病家族史,如果放任不管,快速发展成糖尿病的风险很高[1]。

循证治疗

降血糖药 针对糖尿病患者,使用降血糖药强行控制血糖,非致死性心肌梗死减少,但脑卒中及其他因素致死的风险并未减少[2]。使用降糖药强行控制血糖,使 HbA1c 低于 6.0%,死亡风险反而高于使 HbA1c 维持在 7.0%−7.9% 水平的一般治疗[3]。

循证生活

◎ **饮食+运动的减重** 可使糖尿病发病风险下降 58%(见科学证据 No. 1)。

◎ **脂肪** 减少摄入反式脂肪酸(TFA),多摄入多不饱和脂肪酸(PUFA),可使糖尿病发病风险下降 40%[4]。

◎ **高蛋白低脂肪饮食+水果** 蛋白质、脂肪摄入量分别占总热量的 25% 以上、20% 以下,可使糖尿病发病风险下降 5%−10%[6,7]。

◎ **散步** 临界型患者每天每走 2 000 步，可使糖尿病发病风险下降 10%–20%[5]。

随机对照试验显示，临界型患者通过运动、饮食使体重降低 7%，其糖尿病发病风险比不干预降低 58%，比使用二甲双胍（Metformin）降低 39%（见科学证据 No.1），而且 15 年后仍有效果（遗留效应）[8]。患上糖尿病后，也可通过运动、饮食干预，减少病情对日常生活的影响[9]。

个 人 史

患者 10 年前因为护理父母而辞去兼职工作，四五年前父母相继去世，其后一直赋闲在家。与丈夫一起住楼房。一般周末开车去郊区购物中心集中采购，平时就去家附近的超市、便利店买盒饭、熟食。上下楼多使用电梯，很少爬楼梯。在家时喜欢一边看电视一边吃零食。10 年前做兼职时体重 48 kg（BMI = 20.2）——虽说是兼职，也是 1 周工作 5 天、一直站着干的体力活儿。不吸烟，仅应酬时饮酒。

科学证据

No. 1 低脂肪饮食、低碳水化合物饮食、地中海饮食

将 811 名超重者随机分为四组，分别采用低脂肪饮食、低碳水化合物饮食、地中海饮食、普通饮食，坚持干预 2 年，6 年后再进行追踪调查，结果如图 1 所示。

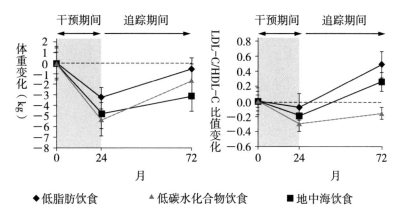

图 1 低脂肪饮食、低碳水化合物饮食、地中海饮食的减重效果

注：据（1）Sacks FM, et al. Comparison of weight-loss diets with different compositions of fat, protein, and carbohydrates. N Engl J Med 360：859−873, 2009.

（2）Schwarzfuchs D, et al. Four-year follow-up after two-year dietary interventions. N Engl J Med 367：1373−1374, 2012.

低脂肪饮食 日摄入热量为男子 1 800 kcal、女子 1 500 kcal；将脂肪摄入控制在总热量的 20%，其中饱和脂肪酸占 10%，胆固醇摄入量控制在 300 mg/日。1 个鸡

诊疗策略

诊断为糖尿病后，就该使用降糖药了。但临界糖尿病并不是降糖药的适应证，而且随机对照试验显示，与其使用降糖药二甲双胍，还不如通过运动、饮食降低体重，更能预防糖尿病（见科学证据No. 1）。

该患者不上班后待在家里的时间增多，与人交流减少，运动量也减少。BMI虽然低于25，不算超重，但亚洲人BMI低也可能患糖尿病。鉴于该患者最近体重急剧增加，可先控制热量摄入，减轻体重，同时调整饮食结构，等体重降下来后再开始运动。体重高、肌肉力量不足，贸然运动容易加大膝关节等的负担，引发关节疼痛。可以每天称体重，记录下来，随时关注饮食与体重的变化，努力改变生活方式。

个人意愿

告知患者，"临界糖尿病了，及时改变生活方式，也可以预防。"患者表示，"母亲因2型糖尿病而失明，父亲脑卒中，护理他们太辛苦了，不想让自己的孩子也受这份罪。"患者改变意愿强烈，到"立即开始行动"的 4 级了。但也不能一开始就高标准、严要求，可以兼顾患者的饮食、运动偏好，刚开始难度低一点，量身定制生活处方笺。绝对不要否定患者，而应时时予以肯定，鼓励患者坚持下去。

医患对话 ≫

首次门诊：1 日减少摄入热量 500 kcal

👤 你说喜欢一边看电视一边吃零食，都吃的是什么呀？

👤 薯片、爆米花、布丁、冰激凌、酸奶、果子面包、巧克力……各种各样。

👤 像薯片、爆米花，一天吃多少呢？

👤 嗯，一天一袋吧。一旦开封，边看电视边吃，等发觉的时候一袋基本上已经吃光了。

👤 喝果汁、运动饮料吗？

👤 也看季节，一天 500 ml 吧。

👤 薯片包装有大有小，大体上一袋差不多含热量

500 kcal。一天可以少摄入 500 kcal 热量吗？比如再买零食时，看一看热量标示，有意识地比平时少买 500 kcal，或者不买，干脆以水果代替。以茶、开水代替果汁也可大大降低热量摄入。有些食品可能没有热量标示，也可大致估算一下。每天减少摄入 500 kcal 热量，一周体重就可减 0.5 kg，一个月下来可减 2 kg，6 个月后体重就可减少 7%–10%，也就是差不多 5 kg。加一把劲，能达到这个目标吗？体重减轻 5 kg，糖尿病发病风险就降低 60%，其后即便体重反弹，预防糖尿病的效果也可持续 15 年。如果坚持监测血糖，哪怕数年间只有 1 次正常，糖尿病的发病风险也减半[10]。

👤 就是一日三餐不变，少吃零食，对吧？应该能够做到。

👨‍⚕️ 每天测体重并记录下来，早晨起床后或晚上就寝前都可以，只要是每天同一时间。一会儿给你一本体重日记本。如果体重增加，想想会是什么原因，并记录下来。如果体重减得比较多，也想一下是什么有效，也记录下来。在这个生活处方笺上签名吧，咱们 1 个月后再见。

处方笺 1

　　（1）少吃零食，每日减少摄入热量 500 kcal。

　　（2）每天称体重，记录下来。

直至 1 个月后门诊。

1 个月后门诊：改善饮食结构，预防糖尿病

👨‍⚕️ 体重成功减少 2 kg，真了不起！你是怎么做到的呢？

🧍 不吃零食，改吃芹菜、胡萝卜、黄瓜等生蔬菜，随时在冰箱里备着。也不喝果汁了，以茶或白开水代替。每天早上称体重，效果看得见，减重就更有劲头了。

👨‍⚕️ 真是好主意！蔬菜可预防糖尿病。你 1 周吃几次水果呢？

🧍 甜的东西不利于控制血糖，所以尽量不吃。

👨‍⚕️ 每天吃水果可降低血糖，也可大大降低心肌梗死、脑卒中的发病风险[7]。不是水果罐头，或者酸

奶、糕点中加的水果酱或蜜饯，一定要吃新鲜水果。纯果汁会发胖，不要喝。

还有预防糖尿病的食物吗？

镁元素就可以，做豆腐用的卤水就含有镁元素。其次还有维生素 D 等，坚果虽热量高但也可减轻体重[11,12]。

听说吃白米饭、白面包也容易患糖尿病。

是，尽量不要吃精米白面，要吃带点颜色的谷物，不容易升高血糖。比如年糕也吃糙米或杂粮做的；不吃白面包而吃褐色面包；意大利面也吃全麦粉的；不吃乌冬面而吃荞麦面；不吃米粉而吃粉丝。

菜肴怎么样呢？

不吃火腿、香肠等肉类加工品，而吃畜肉的鲜肉，吃鱼类、鸡肉（尤其是鸡胸、鸡里脊肉）更好。肉类加工品会使糖尿病发病风险上升 20%[13]。

饮料呢？我现在不喝果汁了。牛奶等乳制品可以吗，还有咖啡等呢？

如你所知，运动饮料、果汁都不好。不过，牛奶可降低糖尿病发病风险，但含有饱和脂肪酸，注意不要过量。咖啡不论是否含咖啡因，都可预防糖尿病，但一定不要放糖或奶油。

👤 是吧，看来日常生活中该改变的地方不少。

👨‍⚕️ 食物的血糖生成指数（GI，俗称升糖指数），反映食物摄入后的血糖反应，GI 越高，血糖越容易升高，糖尿病发病风险也越高。尽量食用 GI 值低于 60 的食物。一会儿给你食物 GI 表，购买食品时尽量选低 GI 的吧。

处方笺 2

尽量食用低 GI 食物。

直至 1 个月后门诊。

---

2 个月后门诊：注意营养素的质而不是量

👨‍⚕️ 减重很顺利啊，已经减了 4 kg，距离 5 kg 的目标就差 1 kg 了。

👤 听说低碳水化合物饮食好，对吗？要预防糖尿病，当然该减少糖分摄入，对吧？

确实应该控制糖分摄入，但低碳水化合物饮食不控制热量摄入，蛋白质、脂肪摄入容易过量，不推荐。事实上，将蛋白质摄入控制在总热量的25%以下，脂肪控制在20%以下，减重效果最好[6]。不过，更应注重营养素的质而不是量，如上次所说，糖分摄入以低 GI 食物为主，蛋白质摄入要避免肉类加工品。

那脂肪呢，有对身体好的油脂，也有不好的吗？

好的油脂就是鱼类、核桃等坚果类以及植物油中含有的多不饱和脂肪酸（PUFA）。不好的油脂就是指反式脂肪酸（TFA），包括人造奶油、减脂人造奶油、起酥油、黄油、植物油（非压榨）、动物油脂、奶油、鲜奶油、咖啡稀奶油等油脂类；蛋糕、烤饼、甜甜圈、饼干等西式糕点中的油；蛋黄酱、奶酪、牛角面包、爆米花中也含有；方便面、咖喱等预包装食品都会含有。油脂高温处理时就会产生 TFA，家庭中自制油炸食品往往用新油，含有较少的 TFA，不会对身体产生多大危害，但快餐食品如薯片、炸鸡块等含有的 TFA 可以克计，这是油在高温下反复使用的结果。因此，尽量不要在外面吃快餐中的油炸食品，便利店、餐馆里的油炸食品也要避免。另外，牛肩胛肉、内脏横膈膜等含脂肪多的部位也含有大量 TFA。

肉类的白色脂肪部分如果在室温下变硬就说明含有饱和脂肪酸（SFA），对身体不好。可以用 PUFA 代替 TFA、SFA，比如油炸食品时用调和坚果油，糖尿病发病风险就可降低 40%（见科学证据 No. 2）。

🧑 有道理。还以为糖尿病只要不吃甜的东西就可以了呢。

👨‍⚕️ TFA 含量高的食物如这个表（表 1）所示。下一个月尽量不吃含 TFA 以及含 SFA 的肉类，而多吃含 PUFA 的鱼类、坚果类、压榨植物油，怎么样？另外，橄榄油含单不饱和脂肪酸（MUFA），非常有益健康。

表 1　反式脂肪酸（TFA）含量高的食物

食物名称	TFA 含量（g/100g）	食物名称	TFA 含量（g/100g）
起酥油	13.60	蛋黄酱	1.24

（续表）

食物名称	TFA 含量 （g/100g）	食物名称	TFA 含量 （g/100g）
人造奶油	7.00	奶酪	0.83
黄油	1.95	蛋糕、油酥点心	0.71
饼干类	1.80	膨化食品	0.62
食用植物油（非压榨）	1.40	冰激凌	0.42
猪油、牛油	1.37	果子面包	0.20

处方笺3

少摄入反式脂肪酸（TFA）、饱和脂肪酸（SFA），多摄入不饱和脂肪酸（UFA）。

直至1个月后门诊。

3个月后门诊：定期运动，继续减重

体重不再降低了，你认为是什么原因呢？

严格按照生活处方笺做的啊。

除了饮食，也进行运动吧。家附近有散步道吗？

👤 有，家附近就有一个公园，建在高台上，可远眺，风景很好，走路去也就 20 分钟。很喜欢那儿，说起来有好几年没有去了。

👨‍⚕️ 走路 20 分钟，约 2 000 步，大概 1.5 km。每天走 2 000 步，心血管事件发生风险降低 10%（见科学证据 No.3）。每天去公园，往返是 4 000 步，心血管事件发生风险就可降低 20%，体重可能继续下降，血糖也可能变得正常。

👤 好，每天去公园散步。家里有计步器，争取每天 4 000 步以上。

👨‍⚕️ 那咱们下个月再见。

处方笺 4

去附近公园散步。

直至 1 个月后门诊。

---

6 个月后门诊：找到同伴，一起坚持

👨‍⚕️ 体重减了 6 kg（BMI = 22.3），75 g 口服葡萄糖

耐量试验（OGTT）发现血糖正常。太了不起了！维持现在的状况，患糖尿病及需要长期护理的风险都会很低。

去散步会碰到住在附近的人，大家一起聊天，心情都变得好了。与年龄相仿的人一起散步、聊天，聊聊健康、养生的话题，发现大家都知道不少，还有人教我预防糖尿病的食谱。住在这样的地方，真是幸运，感觉糖尿病都自动远离了[14]。最近丈夫也一起去散步，他体检发现几乎所有指标都正常，高兴坏了[15]。

那你现在就是你丈夫的主治医生啦。

科学证据

No.1 服用二甲双胍和减重，哪个更能有效预防糖尿病

在一个糖尿病预防计划（Diabetes Prevention Program，DPP）中，以临界糖尿病人群［25岁以上，BMI≥24（亚洲人 BMI≥22），空腹血糖 5.27－6.94 mmol/L，OGTT 7.77－11.04 mmol/L］共计3 234人为受试者，将其随机分为减重组、二甲双胍组（850 mg）、安慰剂组，进行历时平均2.8年的追踪调查，评价糖尿病发病风险（图1）。其中减重组实行低脂肪低热量饮食，每周至少进行如快走之类的运动150分钟，且参加有关饮食、运动、行为疗法等讲座16次，以减重7%且维持减重后的体重为目标。结果减重组半年后实现减重7%的目标，其后体重逐渐反弹（图1，a）。减重组将运动强度增

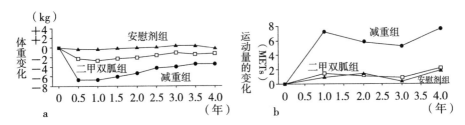

图1 减重、二甲双胍对临界糖尿病人群的预防效果

注：据 Knowler WC, et al. Reduction in the incidence of type 2 diabetes with lifestyle intervention or metformin. N Engl J Med 346：393－403，2002.

至 6-8 METs/周，则减重后的体重可维持下去（图 1，b）。试验发现，减重组、二甲双胍组、安慰剂组的糖尿病发病风险分别是每年每 100 人有 4.8 人、7.8 人、11.0 人。与安慰剂组相比，减重组、二甲双胍组的糖尿病发病风险分别降低 58%、31%，而减重组的糖尿病发病风险又比二甲双胍组低 39%。由此可知，即便是临界糖尿病人群，也可通过改善生活方式，如运动、饮食等，有效预防糖尿病。

No. 2　脂肪的摄入在质不在量

以 34-59 岁健康女子 84 204 人为受试者，从 1980 年开始进行历时 14 年的追踪调查，结果如图 2 所示。该调查显示，在摄入的总热量中，总脂肪、单不饱和脂肪酸（MUFA）、饱和脂肪酸（SFA）所占比例对糖尿病发病风险没有影响，但多不饱和脂肪酸（PUFA）摄入比例提高

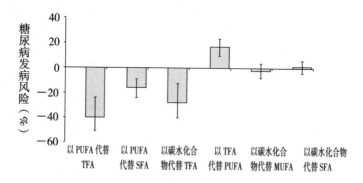

图 2　多不饱和脂肪酸的糖尿病预防效果

注：据 Salmerón J, et al. Dietary fat intake and risk of type 2 diabetes in women. Am J Clin Nutr 73：1019-1026, 2001.

5%，糖尿病发病风险会降低37%，而反式脂肪酸（TFA）摄入比例提高2%，糖尿病发病风险则上升39%。如果将2%的TFA换成PUFA，糖尿病发病风险可降低40%。

No.3 散步可预防糖尿病

NAVIGATOR 研究（Nateglinide and Valsartan in Im-paired Glucose Tolerance Outcomes Research）总共对9 306名临界糖尿病（糖耐量异常）受试者进行了历时6年的追踪调查，结果发现散步对心肌梗死、脑卒中发病风险和死亡风险的影响如图3所示。总之，每天走2 000步可使心血管事件降低10%（风险比HR为0.90，95%置信区间0.84−0.96）。

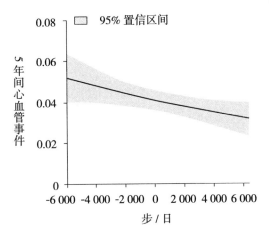

图3 临界糖尿病患者的散步与心血管事件

注：据 Yates T, et al. Association between change in daily ambulatory activity and cardiovascular events in people with impaired glucose tolerance（NAVIGATOR trial）：a cohort a-nalysis. Lancet 383：105−01066，2014.

参考文献

1. Selvin E, et al. Glycated hemoglobin, diabetes, and cardio-vascular risk in nondiabetic adults. N Engl J Med 362: 800 – 811, 2010.

2. Ray KK, et al. Effect of intensive control of glucose on cardio-vascular outcomes and death in patients with diabetes melli-tus: a meta-analysis of randomised controlled trials. Lancet 73: 1765–1772, 2009.

3. Action to Control Cardiovascular Risk in Diabetes Study Group, et al. Effects of intensive glucose lowering in type 2 di-abetes. N Engl J Med 358: 2545–2559, 2008.

4. Salmerón J, et al. Dietary fat intake and risk of type 2 diabetes in women. Am J Clin Nutr 73: 1019–1026, 2001.

5. Yates T, et al. Association between change in daily ambula-tory activity and cardiovascular events in people with impaired glucose tolerance (NAVIGATOR trial): a cohort anal-ysis. Lancet 383: 1059–1066, 2014.

6. Sacks FM, et al. Comparison of weight-loss diets with different compositions of fat, protein, and carbohydrates. N Engl J Med 360: 859–873, 2009.

7. Du H, et al. Fresh Fruit Consumption and Major Cardiovascular Disease in China. N Engl J Med 374: 1332–1343, 2016.

8. Diabetes Prevention Program Research Group. Long-term effects of lifestyle intervention or metformin on diabetes deve-lopment and microvascular complications over 15-year follow-up: the Diabetes Prevention Program Outcomes Study. Lancet

Diabetes Endocrinol 3: 866-875, 2015.

9. Look AHEAD Research Group, et al. Cardiovascular effects of intensive lifestyle intervention in type 2 diabetes. N Engl J Med 369: 145-154, 2013.

10. Perreault L, et al. Effect of regression from prediabetes to normal glucose regulation on long-term reduction in diabetes risk: results from the Diabetes Prevention Program Outcomes Study. Lancet 379: 2243-2251, 2012.

11. Ley SH, et al. Prevention and management of type 2 diabetes: dietary components and nutritional strategies. Lancet 383: 1999-2007, 2014.

12. Mozaffarian D, et al. Changes in diet and lifestyle and long-term weight gain in women and men. N Engl J Med 364: 2392-2404, 2011.

13. Micha R, et al. Red and processed meat consumption and risk of incident coronary heart disease, stroke, and diabetes mellitus: a systematic review and meta-analysis. Circulation 121: 2271-2283, 2010.

14. Ludwig J, et al. Neighborhoods, obesity, and diabetes—a randomized social experiment. N Engl J Med 365: 1509-1519, 2011.

15. Christakis NA, et al. The spread of obesity in a large social network over 32 years. N Engl J Med 357: 370-379, 2007.

5 慢性阻塞性肺疾病

上下阶梯、走路会喘气

CASE

主　诉　上下阶梯、走路会喘气。

病　史　男，56岁，身高172 cm、体重74 kg、BMI＝25.0。最近数月出现主诉症状。年轻时开始吸烟，每天1盒左右，持续约35年，1年前戒烟成功。几年前开始咳嗽并有痰，且渐渐加重，但痰中无血。戒烟后食欲大增，体重增加了4-5 kg。胸部听诊发现呼吸音正常，无呼气延长，也无哮鸣音、啰音。无儿童哮喘、过敏既往史，家族史中无哮喘、呼吸系统疾病等。

诊疗背景 ≫

诊疗要点

身体所见正常。呼吸功能检查诊断为慢性阻塞性肺疾病（Chronic Obstructive Pulmonary Diseases，COPD）GOLD Ⅰ级（Global Initiative for Chronic Obstructive Lung Disease，GOLD stage Ⅰ）。本病例由吸烟引起，但也有25％-45％的病例与吸烟无关，而是由空气污染、儿童哮喘延续所致[1]。近年来出现了哮喘、COPD重叠综合征（Asthma-COPD Overlap Syndrome，ACOS）的概念[2]。本病例无儿童哮喘既往史[3]，嗜酸性粒细胞、血清免疫球蛋白E（IgE）都在正常范围，应属于相对单纯的COPD。胸部X线、心电图等检查也未发现异常，在现时点可判断无心血管疾病发病风险，也无膝关节等的骨关节炎和其他运动禁忌证。由于有长期吸烟史，做了辐射剂量小的胸部CT，没发现肺癌。

循证治疗

△ **分别针对 GOLD Ⅰ、Ⅱ 级（COPD，轻度至中度），长效抗胆碱能拮抗剂（LAMA）吸入** 如噻托溴铵粉吸入，可延缓第一秒用力呼气容积（Forced Expiratory Volume in One Second，FEV1）下降速度，且具有长期效果[4,5]。

△ **针对 GOLD Ⅰ、Ⅱ 级，肺炎球菌疫苗** 可使肺炎发生风险下降38%，但死亡风险无变化[6]。

△ **针对 GOLD Ⅰ、Ⅱ 级，流感疫苗** 可使呼吸功能恶化风险下降87%[7]。

针对 COPD 的药物疗法只能缓解症状，不会治愈[8]。针对中度至重度 COPD，可使用支气管扩张剂如长效 β_2 受体激动剂（LABA）、长效抗胆碱能拮抗剂（LAMA）和吸入性糖皮质激素（ICS）。上述药物也可联合使用。随机对照试验多以中度以上患者为受试者[9-11]，但对轻度患者，LAMA 也显示有效[4]。另外，长期吸氧治疗并不能预防住院、死亡[12]。

循证生活

◎ **肺功能康复训练** 可使住院、死亡风险分别下降 66%、32%[13]。

◎ **定制的运动处方笺** 可使住院、死亡风险分别下降 31%、26%[14]。

◎ **定期运动** 可使住院、死亡风险分别下降 28%、24%（见科学证据 No.2）。

◎ **戒烟** 主治医生强烈要求戒烟，并提供戒烟处方笺，可使死亡风险下降 18%[15]。

COPD 是肺部疾病，但初期症状更多地表现为走路时出现腿脚酸软等肌肉疲劳现象，而不是呼吸困难。进行有氧运动，可减少肌肉疲劳现象，提高感到呼吸困难的阈值，缓解肺的过度膨胀。而肌肉训练虽然可增强肌肉力量，但不能降低因 COPD 恶化而致的住院风险[16]。已发表的科学证据显示，肺功能康复训练、定制的运动处方笺、定期运动都可有效改善 COPD 的预后，因此最好进行有氧运动。

个 人 史

患者主要坐办公室工作，开车上下班。之前喜欢打高尔夫球，近两年出现气喘后就完全没打了。喜欢打麻将，周末会去朋友家打麻将或者去赛马场赌马，工作日下班后则打老虎机。家住独门独院的二层小楼。

诊疗策略

症状尚轻，可开始吸入长效抗胆碱能拮抗剂，同时通过运动进行肺功能康复训练。由于康复训练的热情多在半年左右后消失[17]，可每月变换运动处方笺的内容，争取坚持下去。戒烟已持续 1 年，仍需防止重吸。

个人意愿

告知患者是慢性阻塞性肺疾病（COPD），如果放任不管，就可能在日常生活中也需要吸氧了。患者同意使用吸入剂以免症状恶化，但对有氧运动的效果（见科学证据 No. 1、No. 2），则表示"很容易气喘，有点没信心。因为气喘，把烟戒了，似乎并没有太大效果。打高尔夫球稍微走一下就觉得累，打不出好成绩，结果这一年都没去打。大夫，是不是会越来越严重啊？"

"还是轻度，严格用药，努力运动，等呼吸功能恢复正常，就可以再去打高尔夫球了，但需要坚持[18]，现在还来得及。如果放任不管，症状继续恶化，就得随身携带氧气瓶了，更别提还想打高尔夫球了。主治医生是你自己，我只是你的教练。你要自己去想办法，积极应对，而不能只听我的。"

"现在还来得及，对吧？看来今天真是来对了。我一定努力，争取早日重新去打高尔夫球。"患者乐观地表示。

医患对话 ≫

首次门诊：COPD 轻度患者，先走路

👨‍⚕️ 从地铁站到诊所，是走路来的吗？

🧑 是，中途气喘，走走停停过来的。

👨‍⚕️ 从地铁站到诊所刚好 350 米。今天回去和下次

来诊所时，都测一下时间，看需要多少分钟，并告诉我。如果在 6 分钟之内走完，就算达标[19]。先争取在 6 分钟之内走更长的距离吧，可以在家附近或其他什么地方开始练习。每天走 600-1 100 步，仅仅走路，就可治病[20]。今天就给你开吸入剂和散步的生活处方笺，在这儿签名吧。

处方笺 1

每天尽量快走 6 分钟。

直至 1 个月后门诊。

---

1 个月后门诊：坚持运动，缓解症状

感觉怎么样？

好多了。家附近有新开的健身房，我去那里的跑步机上跑步了。开始时以时速 5 km 跑，一会儿腿就发软，不得不停下来。现在可以时速 6 km 跑 30 分钟了。每天在跑步机上跑没事吧？上次回去从诊所到地铁站中途休息了 2 次，花了 7 分钟，今

天来中途没停，花了 3 分 30 秒。

🧑‍⚕️ 那就是 6 分钟走了 600 m，太棒了！你的症状大大缓解了。继续在跑步机上训练吧。

处方笺 2

　　每天在跑步机上训练，逐渐提高速度，延长运动时间。

　　直至 1 个月后门诊。

2 个月后门诊：坚持散步，好处多多

🧑‍⚕️ 最近身体怎么样？

🧑 挺好的。我把原来玩老虎机、打麻将、赌马的时间都用来在家附近散步了，又不用花钱，还不犯烟瘾，病也好多了，真是好处多多。

🧑‍⚕️ 是啊，名副其实的一箭双雕。那就继续按上次的处方笺做吧。

3 个月后门诊：提高运动强度、次数

最近怎么样啊？

可以在跑步机上以时速 7 km 跑 30 分钟了，虽然还很慢。在外面散步也不会喘气了，但上下阶梯还是会呼哧呼哧的。

给跑步机的跑台来点坡度怎么样？如果有椭圆机，也可以试一下。还有力气的话，可在家练习上下阶梯。刚开始来个上下 3 次，以后再渐渐增加次数。

好，试一下。

处方笺 3

（1）给跑台加点坡度。

（2）开始试着在椭圆机上训练。

（3）每天在家里上下阶梯数次。

直至 1 个月后门诊。

4 个月后门诊

👤 现在不乘电梯或扶梯了，改走阶梯。虽然还有气喘，但能感觉到一天比一天好转。

👨‍⚕️ 真不错！与 4 个月前相比，你现在一口气能讲好长一段话了，气色也明显变好。下个月做个呼吸功能检查吧，看究竟好转了多少。这个月继续按上次的处方笺做吧，加油。

👤 好，希望检查出个好结果。

5 个月后门诊：间歇跑，坚持下去

👨‍⚕️ 呼吸功能检查的结果正常，你的慢性阻塞性肺疾病治好了。

👤 太好了！虽然吸入剂也起了作用，但您给开的生活处方笺效果更好。

👨‍⚕️ 这是你自己努力的结果，你做得很棒！不过，千万别松懈啊，运动一定不要停，烟也不要再吸。

👤 好。现在有人邀请去打高尔夫球，我也可爽快地应约了，不用担心让对方扫兴。我还要打出高分，让他们瞧瞧！大夫，还有什么其他秘诀吗？

👨‍⚕️ 看来该间歇跑（Interval Training）了。你现在是怎么训练的？

🧑 先在跑步机上跑 5 分钟，热身后以时速 6 km 跑 5 分钟，时速 6.5 km 跑 5 分钟，再以时速 7 km 跑 15 分钟，然后再加上坡度跑 15 分钟，最后慢慢降下速度，停止。若有时间也在椭圆机上锻炼 30 分钟。

👨‍⚕️ 按这样的训练，打高尔夫球没有问题。要想得高分，就加上间歇跑吧。快跑、慢跑，反复交替进行，就是间歇跑。比如达到时速 7 km 后，再将时速提到 8 km，跑 0.5 km 后，将速度降下来，以时速 5 km 跑 2 分钟，以此组合反复 4 次。身体习惯后，快跑的距离可渐渐增加到 1 km，时速也可提高到 8.5、9 km……试一下。

🧑 好。为什么要这样跑呢？

👨‍⚕️ 有以慢性阻塞性肺疾病患者为受试者进行的试验，受试者被随机分为间歇跑组和持续跑组，结果发现两组人群的生活质量都明显提高，但间歇跑组更容易坚持下去，且不易出现肌肉疲劳的现象[21]。试一下吗？

🧑 好，试一下。

处方笺 4

在跑步机上间歇跑。

直至 1 个月后门诊。

6 个月后门诊：户外跑步时注意空气污染

👤 现在间歇跑可达到时速 9 km 了。继续在跑步机上跑的同时，也可以周末去户外慢跑吗？

👨‍⚕️ 好啊。只要是跑步，哪里都可以的。在跑步机上跑确实容易感到单调、枯燥，到外面跑心情肯定不一样。

👤 家附近有滨河散步道，周末很多人在那里跑，这个周末我也去试一下吧。

👨‍⚕️ 好，多跑吧。不过，对慢性阻塞性肺疾病患者来说，吸烟是最大的危险因素，同时，PM2.5、臭氧等空气污染也会使之恶化（见科学证据 No.3）。可以在网上查一下当天的空气污染状况，在空气质量好的时候再外出慢跑吧。

处方笺5

在家附近慢跑，注意 PM2.5 等空气污染状况。

直至 1 个月后门诊。

9 个月后门诊

大夫，我参加高尔夫的差点赛，得了第一名呢。

太棒了，实现目标了！恭喜恭喜啊，作为你的教练，我也与有荣焉。

No.1   定期运动可提高 COPD 的 4 年生存率

追踪调查病情稳定的 COPD 患者 170 人 48 个月，发现运动与否与死亡风险关系极大（图 1），其预后可谓天壤之别。

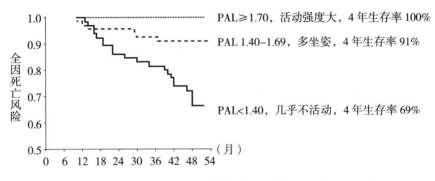

图 1   COPD 患者的运动与预后

注：(1) PAL 计算公式：身体活动水平（Physical Activity Level，PAL）＝24 小时总能量消耗/24 小时基础能量消耗。

(2) 据 Waschki B，et al. Physical activity is the strongest predictor of all-cause mortality in patients with COPD：a prospective cohort study Chest 140：331－342，2011.

No.2   定期运动可使 COPD 的住院、死亡风险降低约 30%

针对丹麦哥本哈根 1 万多人进行的前瞻性队列研究发现，定期运动的 COPD 患者的住院风险为 28%，全因死亡风险为 24%，呼吸系统相关疾病死亡风险为 30%，都低于几乎不运动的人（图2）。如图2所示，每周运动（散步、骑车等）2小时以上效果最好。

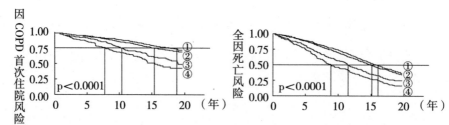

①周运动4小时以上；②周运动2-4小时；③周运动2小时以下；④几乎不运动

图2 COPD患者的运动习惯与预后

注：据 Garcia-Aymerich J, et al. Regular physical activity reduces hospital admission and mortality in chronic obstructive pulmonary disease: a population based cohort study. Thorax 61: 772-778, 2006.

No.3 PM2.5、臭氧等空气污染也使COPD增加

联合国发表的报告指出，依据2015年全球疾病负担（Global Burden of Diseases, GBD）研究公布，高血压、吸烟、空腹血糖高、高脂血症、空气污染在世界上引发众多疾病，而孟加拉、印度、巴基斯坦等南亚国家以及部分东亚国家的空气污染尤其严重。据估计，仅在2015年，因空气污染而致的全球死亡人数就达400万，比20年前增加了20%，另外因臭氧而致的死亡人数也达25万（表1）。

PM2.5上升会导致COPD、肺癌等呼吸系统疾病恶化或发病风险增大，而长期暴露于PM2.5超标的环境中，

冠心病、脑卒中的发病风险也相对应地增大（图 3）。如图 3 所示，PM2. 5 与 COPD 发病风险呈正相关。

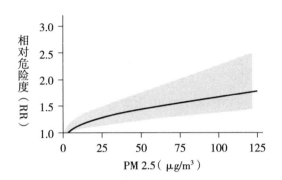

图 3　PM 2. 5 与 COPD 风险

注：据 Cohen AJ，et al. Estimates and 25-year trends of the global burden of disease attributable to ambient air pollution：an analysis of data from the Global Burden of Diseases Study 2015. Lancet 389：1907−1918，2017.

表 1　由 PM2. 5 所致死亡人数（每 10 万人）

国家	巴基斯坦	印度	孟加拉	尼日利亚	俄罗斯	印度尼西亚	巴西	美国	日本
死亡人数	136. 3	133. 5	133. 2	68. 9	62. 6	49. 9	30. 9	18. 5	16. 8

注：以上为世界部分人口较多国家的情形。

参考文献

1. Salvi SS，et al. Chronic obstructive pulmonary disease in non-

smokers. Lancet 374: 733-743, 2009.

2. Postma DS, et al. The Asthma-COPD Overlap Syndrome. N Engl J Med 373: 1241-1249, 2015.

3. McGeachie MJ, et al. Patterns of Growth and Decline in Lung Function in Persistent Childhood Asthma. N Engl J Med 374: 1842-1852, 2016.

4. Zhou Y, et al. Tiotropium in Early-Stage Chronic Obstructive Pulmonary Disease. N Engl J Med 377: 923-935, 2017.

5. Decramer M, et al. Effect of tiotropium on outcomes in patients with moderate chronic obstructive pulmonary disease (UPLIFT): a prespecified subgroup analysis of a randomised controlled trial. Lancet 374: 1171-1178, 2009.

6. Walters JA, et al. Pneumococcal vaccines for preventing pneumonia in chronic obstructive pulmonary disease. Cochrane Database Syst Rev. 2017 Jan 24; 1: CD001390.

7. Poole PJ, et al. Influenza vaccine for patients with chronic obstructive pulmonary disease. Cochrane Database Syst Rev. 2006 Jan 25; (1): CD002733.

8. Martinez FD: Early-Life Origins of Chronic Obstructive Pulmonary Disease. N Engl J Med 375: 871-878, 2016.

9. Vestbo J, et al. Effectiveness of Fluticasone Furoate-Vilanterol for COPD in Clinical Practice. N Engl J Med 375: 1253-1260, 2016.

10. Vestbo J, et al. Single inhaler extrafine triple therapy versus long-acting muscarinic antagonist therapy for chronic obstructive pulmonary disease (TRINITY): a double-blind, pa-

rallel group, randomised controlled trial. Lancet 389: 1919-1929, 2017.

11. Martinez FJ, et al. Effect of roflumilast on exacerbations in patients with severe chronic obstructive pulmonary disease uncontrolled by combination therapy (REACT): a multicentre randomised controlled trial. Lancet 385: 857-866, 2015.

12. Long-Term Oxygen Treatment Trial Research Group, et al. A Randomized Trial of Long-Term Oxygen for COPD with Moderate Desaturation. N Engl Med 375: 1617-1627, 2016.

13. Puhan MA, et al. Pulmonary rehabilitation following exacerbations of chronic obstructive pulmonary disease. Cochrane Database Syst Rev. 2016 Dec 8; 12: CD005305.

14. Lenferink A, et al. Self-management interventions including action plans for exacerbations versus usual care in patients with chronic obstructive pulmonary disease. Cochrane Database Syst Rev. 2017 Aug 4; 8: CD011682.

15. Anthonisen NR, et al. The effects of a smoking cessation intervention on 14.5-year mortality: a randomized clinical trial. Ann Intern Med 142: 233-239, 2005.

16. Leong DP, et al. Prognostic value of grip strength: findings from the Prospective Urban Rural Epidemiology (PURE) study. Lancet 386: 266-273, 2015.

17. Beauchamp MK, et al. Systematic review of supervised exercise programs after pulmonary rehabilitation in individuals with COPD. Chest 144: 1124-1133, 2013.

18. Soriano JB, et al. Screening for and early detection of

chronic obstructive pulmonary disease. Lancet 374: 721 –
732, 2009.

19. Celli BR, et al. The body-mass index, airflow obstruction,
dyspnea, and exercise capacity index in chronic obstructive
pulmonary disease. N Engl J Med 350: 1005–1012, 2004.

20. Demeyer H, et al. The Minimal Important Difference in
Physical Activity in Patients with COPD. PLoS One 11:
e0154587, 2016.

21. Puhan MA, et al: Interval versus continuous high-intensity ex-
ercise in chronic obstructive pulmonary disease: a
randomized trial. Ann Intern Med 145: 816–825, 2006.

6 阻塞性睡眠呼吸暂停低通气综合征

睡觉时鼾声很大，
不时呼吸暂停

CASE

主　诉　妻子说患者"睡觉时鼾声很大，不时呼吸暂停"。

病　史　男，43岁，企业员工，身高167 cm、体重85 kg、BMI＝30.5。婚前就打鼾，声音就很大。约1个月前妻子发现其有呼吸暂停，帮他轻拍肩后又开始重新呼吸，妻子表示"一晚上会呼吸暂停一两次"。患者夜间不时醒来，白天开会、开车时偶尔会犯困。颈围46 cm，舌头大，几乎看不见咽峡的扁桃体。1年前高压（收缩压）达150 mmHg，在本院开降压药，现在血压稳定。无其他特殊情形。

诊疗背景 ≫

诊疗要点

从妻子说的呼吸暂停，加上白天犯困、咽腔所见为 Mallampati 3 级气道分级（参见图 1）、肥胖、颈围大于 43 cm（女子大于 40 cm）、高血压等，判断患者很可能存在睡眠呼吸暂停。

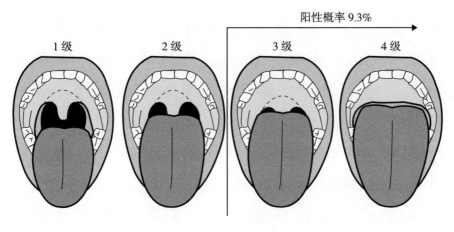

图 1　气道分级

艾普沃斯嗜睡量表（Epworth Sleepiness Scale，ESS）评分为 12 分，判断为"白天嗜睡严重"。而夜间使用测氧减指数（Oxygen Desaturation Index，

ODI）的便携仪器进行简易检查，发现 1 小时内血氧饱和度下降 3%的次数为 10 次，即 3% ODI 等于10，应是轻度睡眠呼吸暂停。如果 3% ODI 大于15，则可判断为中度甚至重度睡眠呼吸暂停，应介绍到睡眠障碍专科医院，去住一宿进行全夜多导睡眠图（Polysomnography，PSG）监测，测出呼吸暂停低通气指数（Apnea-Hypopnea Index，AHI），这是日本的通行做法。对 AHI 20 以上、且白天嗜睡的睡眠呼吸暂停，标准疗法是经鼻持续气道正压通气（Continuous Positive Airway Pressure，CPAP）。本病例是轻度睡眠呼吸暂停，尚不属于 CPAP 的适应证。如果放任不管，则可能发展到重度，尤其是AHI 15 以上的中度睡眠呼吸暂停，有引发交通事故[1]、痴呆综合征[2]、脑卒中和死亡[3] 的风险。AHI 30以上则是重度，全因死亡风险上升 2 倍[4]。

循证治疗

△ **全夜多导睡眠图（PSG）监测**　怀疑是中、重度睡眠呼吸暂停的患者，无论是在睡眠障碍专科进行 PSG 监测，测出呼吸暂停低通气指数（AHI），

并据此诊断病情的严重程度，进行包括经鼻持续气道正压通气（CPAP）的治疗，还是在一般诊所进行简易检查，只检测3%氧减指数（ODI），并据此诊断病情的严重程度，进行包括CPAP的治疗，其后艾普沃斯嗜睡量表（ESS）评价的昼间嗜睡评分及生活质量并无二致（见科学证据No. 1）。

△ **经鼻持续气道正压通气（CPAP）** 随机对照试验显示，中度以上睡眠呼吸暂停患者即便采用CPAP，其血压改善水平、心血管疾病发病风险都与遵循健康睡眠建议的患者相同（见科学证据No. 2）。

循证生活

◎ **减重** 针对600人进行的历时11年的前瞻性追踪调查显示，体重增加10%，呼吸暂停低通气指数（AHI）会上升32%；而体重减少10%，AHI会下降26%。AHI大于15时，体重增加10%，睡眠呼吸暂停风险增加6倍[5]。由此可见，减重可使AHI下降。

◎ **严格的饮食控制** 连续7周将热量摄入控

制在 1 日 550 kcal，然后再在 2 周内逐渐恢复到 1 日 1 500 kcal，结果发现 AHI 30 以上的重度患者，AHI 可下降 38，AHI 15-30 的患者则下降 12[6]。

◎ **饮食法＋运动** 采用饮食法＋运动，发现 1 小时内血氧饱和度下降 4% 的次数（4% ODI）下降 28。其后将受试者随机分为经鼻持续气道正压通气（CPAP）组和无治疗组进行追踪调查，两组人群未发现 4% ODI 有差异，而且采用饮食法＋运动，即便不同时采用 CPAP，睡眠呼吸暂停也有可能完全治愈[7]。

◎ **舌头锻炼** 一般认为吹澳大利亚土著部落的传统乐器迪吉里杜管（Didgeridoo）会使舌头颤动，对舌头、软腭、表情肌是很好的锻炼，其实唱歌、吹笛子等效果也不错。荟萃分析发现，对以上肌肉的锻炼可使 AHI 下降 14[8]。

◎ **迪吉里杜管** 以 25 人练习吹迪吉里杜管 4 个月及空白对照组进行的随机对照试验发现，练习组的 AHI 下降 6.2，艾普沃斯嗜睡量表（ESS）的评分也下降 3 分[9]。

睡眠呼吸暂停是因为吸气时出现负压，导致下方的咽喉变窄甚至闭塞，从而使上方的气道口也闭塞。尤其是肥胖会导致脂肪堆积，使咽喉壁增厚，咽喉变窄，加上夜间一旦入眠，咽喉肌肉变得松弛，就容易引发气道闭塞、呼吸暂停。因此，减轻体重使颈围变小，就可能缓解睡眠呼吸暂停。荟萃分析显示，与采用经鼻持续正压通气（CPAP）相比，饮食、运动可更好地缓解睡眠呼吸暂停（见科学证据 No. 3）。当然，还应减少脂肪，尤其是颈部脂肪，最好还同时锻炼舌头、软腭、表情肌（科学证据 No. 4）。

个 人 史

患者做销售工作，午餐在快餐店解决，晚上也多在外面吃饭、应酬。喜欢吃白米饭，早餐一般会吃两碗。不吸烟，但应酬和在家休息时常饮酒。周末多在家里"躺平"，有时也去打高尔夫球、应酬，无运动习惯。上学时在音乐部吹小号。

诊疗策略

睡眠呼吸暂停尚属轻度，不用去看专科医生，可通过改善生活方式，将3%氧减指数（ODI）降至5以下，艾普沃斯嗜睡量表（ESS）也降至5以下。患者还伴有肥胖、高血压，可通过饮食、运动降低体重，也减少将来患糖尿病、血脂异常、心血管疾病的风险。减重虽然可改善睡眠呼吸暂停，但不可能治愈，因此还需要加强咽喉肌肉力量的训练。

个人意愿

告知患者，诊断为睡眠呼吸暂停，可以去睡眠障碍专科医院，也可以通过改善生活方式、减重治疗，没有必要去住一宿进行全夜多导睡眠图（PSG）监测，也没必要进行经鼻持续气道正压通气（CPAP）。患者表示，"还是轻度，不用去住院检查，或者睡觉时进行CPAP，就放心了。前几天上司还批评上班打瞌睡，看来真该重视这个问题。妻子也怕出交通事故，把汽车钥匙给没收了。一定努力改善，请给予指导吧。"患者似乎更希望尽快解决白天嗜睡、易疲劳等问题，免得在单位或家里被埋怨、唠叨，反而不太担心将来是否会患痴呆综合征、脑卒中或者死亡风险是否会上升等。通过改善生活方式，解决了白天嗜睡的问题，就更容易坚持下去。

医患对话 ≫

首次门诊：意识到饮酒的风险

👤 你喜欢饮酒？

👤 是，人生最大的乐趣，几乎每天都喝。

👤 酒精会加重呼吸暂停症状[10]，可否每周安排两天不喝酒？我把这个测氧减指数（ODI）的便携仪器借给你，你带回家，分别测一下在喝酒与不喝酒日子里的 ODI 次数，看有没有差别。咱们 1 周后再见。

处方笺 1

每周两天不喝酒，看睡眠呼吸暂停是否改善。

直至 1 周后门诊。

1 周后门诊：限制、替代主食，力所能及地减重

👨‍⚕️ 果不其然，在不喝酒的日子里，3% 氧减指数（ODI）减少了 5 次左右。第二天还犯困吗？

🧑 好像头天不喝酒，第二天就没那么容易犯困了。

👨‍⚕️ 真不好意思，剥夺你的乐趣了。咱们不过度勉强，看每周最多能几天不喝酒，然后再挑战减重，行吗？

🧑 好。可是，吃也是人生一大乐趣啊。可能的话，就不要限制热量摄入了吧。

👨‍⚕️ 你喜欢吃白米饭，是吧？

🧑 是，去烧烤店吃烤肉，可以一下吃好几碗。

👨‍⚕️ 你吃麦粒饭、糙米饭、杂粮米饭吗？

🧑 喜欢，最喜欢生山药糊浇在麦粒饭上拌着吃。

👨‍⚕️ 好，现在不妨改吃麦粒饭、糙米饭、杂粮米饭。现在以家庭聚餐为主的餐馆、外卖餐馆、超市卖的盒饭，不少都备有杂粮米饭，在外面吃的时候就选杂粮米饭吧。原则上不要吃白米饭，应酬的时候可以只吃菜肴。你说早餐吃两碗白米饭，现在开始改为生山药糊＋1碗麦粒饭吧。

🧑 好，跟妻子商量一下，应该没问题。

👨‍⚕️ 喝饮料吗？

🧑 喝，经常喝运动饮料和蔬菜、水果汁。

👨‍⚕️ 适时补充水分很好，不过从现在开始不要喝饮料，改为喝茶或白开水吧。咱们1个月后见。

处方笺2

（1）减少每周饮酒的天数，看能最多几天不饮酒。

（2）原则上不吃白米饭，而改吃麦粒饭、糙米饭、杂粮米饭，也不要再添饭。

（3）不喝饮料，改喝茶或白开水。

直至1个月后门诊。

1 个月后门诊：坚持每天散步 30 分钟

👨‍⚕️ 体重减了 2.5 kg，大大超出预期，做得很好啊。

👤 谢谢！就按照您说的去做的，1 周喝酒也减到 3 天了。

👨‍⚕️ 好，饮食就继续按前面的做，现在再加一点运动，怎么样？

👤 不擅长运动啊。

👨‍⚕️ 比如平时到稍远一点的地方去买盒饭，去见客户时，提前一站下车，走着去，一天尽量保证走路 30 分钟。周末也在家附近走一走，把没走够的时间补上。1 周最好步行 150 分钟以上，做得到吗？

👤 这种强度的运动，应该没问题。

👨‍⚕️ 好，我现在给开生活处方笺，咱们 1 个月后再见。

处方笺 3

1 周步行 150 分钟以上。

直至 1 个月后门诊。

---

2 个月后门诊：锻炼口周围肌

👨 体重降到 80 kg 以下了，太了不起了！

🧑 运动真不错啊，多在外面晃悠，不仅能转移注意力，心情也变得愉悦，人也变得积极、乐观了许多。以前不喝酒就难以入睡，现在散步后，不喝酒也睡得着，早晨醒来神清气爽，白天也不嗜睡了。

👨 太好了！体重争取再减 10%，也就是减到 76.5 kg。对了，还吹口哨吗？

🧑 啊，现在完全吹不出了，以前溜着呢。

👨 这是控制舌头、口腔、喉部活动的肌肉力量下降的表现，进行口腔、咽喉部的肌肉训练吧。我给你示范，你照着我的样子做（见科学证据 No. 4）。

🧑 这个有时间时练练就可以了吧？要是有人看见，一定会觉得怪怪的（笑），自己一个人在泡澡或开车的时候练吧。

👨 下次门诊时希望听到你吹的口哨。也可以吹气球，效果也不错。

🧑 这个肌肉训练有意思。宜早不宜迟，今天就开始。

处方笺 4

　　进行口腔、咽喉部的肌肉训练，争取吹出口哨，也可以吹气球。直至 1 个月后门诊。

3 个月后门诊：挑战迪吉里杜管

　　体重减到 77 kg，距离减重目标的 76.5 kg 就差一点点了。颈围也减到 42 cm，很顺利啊。你觉得减重什么最有效？

　　最近只要不下雨，无论平时还是周末，每天都尽量去外面散步 1 小时，加上改善饮食，就减重了吧。还锻炼口周围肌，每天都做，挺有趣的，也吹得出口哨了。妻子也说"最近完全没有打鼾和呼吸暂停了"，白天嗜睡的情形也减少，要完全消除就好了。

　　你上学时吹小号来着，对吧？管乐器最能锻炼咽喉部的肌肉了，重新捡起来，怎么样？澳大利亚的研究团队报告"土著部落使用的迪吉里杜管可改善睡眠呼吸暂停"（见科学证据 No. 5）。（播放视频）

就是这种乐器，发出这样的声音。

👤 嚯，很有魔力的声音啊。也许可以挑战一下新的乐器，我调查一下啊。

🧑‍⚕️ 那 1 个月后见，到时再进行睡眠呼吸暂停的简易检查和问卷调查，具体评估一下。

👤 好，期待查出好的结果。

科学证据

No.1　有必要进行全夜多导睡眠图监测吗

将 3% 氧减指数（ODI）15 以上的中、重度睡眠呼吸暂停患者 158 人随机分为两组：一组为进行简易检查诊断的诊所就诊组，一组为由资深专科医生诊疗的睡眠障碍中心就诊组，进行历时 6 个月的对照试验，评价昼间的嗜睡状况、生活质量的改善程度，结果如表 1 所示。两组进行经鼻持续气道正压通气（CPAP）的人所占比例差不多，其后昼间嗜睡情况即艾普沃斯嗜睡量表（ESS）评分的改善程度、生活质量改善程度也相差无几。

表 1　诊所就诊组与睡眠障碍中心就诊组的昼间嗜睡评分比较

		诊所就诊组		睡眠障碍中心就诊组	
		人数	%	人数	%
治疗开始时		84		74	
	经鼻持续气道正压通气（CPAP）	73	86.91	52	70.27
	未使用治疗器械	2	2.38	18	24.32
	下颌前移夹板（MAS）	1	1.19	3	4.06
	中断治疗	8	9.52	1	1.35
治疗 6 个月后		64		68	
	经鼻持续气道正压通气（CPAP）	51	79.69	45	66.18
	未使用治疗器械	7	10.94	12	17.64
	下颌前移夹板（MAS）	6	9.37	11	16.18
嗜睡评分（ESS）治疗开始时		12.8		12.5	

（续表）

	诊　　所就诊组	睡眠障碍中心就诊组
嗜睡评分（ESS）治疗 6 个月后	7.0	7.0
评分差距	5.8	5.5

注：（1）下颌前移夹板（Mandibular Advancement Splint，MAS）。
（2）据 Chai-Coetzer CL, et al. Primary care vs specialist sleep center management of obstructive sleep apnea and daytime sleepiness and quality of life: a randomized trial. JAMA 309: 997-1004, 2013.

No. 2　持续气道正压通气不能预防心血管事件

将 45-75 岁中、重度睡眠呼吸暂停患者 2 717 人随机分为两组：一组为 CPAP 组（含一般治疗，即健康睡眠习惯指导），一组仅为一般治疗组，进行历时 3-7 年的追踪调查，结果如图 2 所示。从图中可以看出，两组的心血管事件发生率相同，即便采用 CPAP，也不能预防心血管事件，包括由心血管疾病所致死亡、心肌梗死、脑卒中、心力衰竭，含不稳定型心绞痛在内的急性冠状动脉综合征、短暂性脑缺血发作等。相关荟萃分析也得出同样的结果。

No. 3　运动、饮食对睡眠呼吸暂停的改善效果

有随机对照试验研究了通过限制热量摄入的饮食或运动或饮食＋运动三种方法进行减重，未采用持续气道正压通气（CPAP），从而改善呼吸暂停低通气指数（AHI），

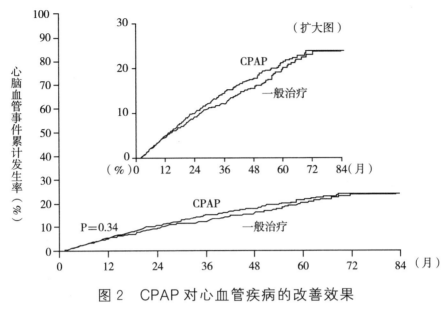

图 2　CPAP 对心血管疾病的改善效果

注：据（1）McEvoy TD, et al. CPAP for Prevention of Cardio-vascular Events in Obstructive Sleep Apnea. N Engl J Med 375：919－931, 2016.

（2）Yu J, et al. Association of Positive Airway Pressure with Cardiovascular Events and Death in Adults with Sleep Apnea: A Systematic Review and Meta-analysis. JAMA 318: 156 － 166, 2017.

或 4%氧减指数（4%ODI）的程度，而对其结果进行的荟萃分析显示，仅采用饮食或运动对重度睡眠呼吸暂停效果都不显著，饮食＋运动效果最好；另有试验对饮食、运动干预前后 AHI、4% ODI 改善程度进行了研究，其荟萃分析显示，改善效果为饮食＞运动＞饮食＋运动（表2）。

表 2　饮食、运动对 AHI 的改善效果

	随机对照试验		干预前后的对照试验			
	AHI	P 值	AHI	P 值	4% ODI	P 值
饮食	−4.42	0.390	−15.00	0.005		
运动	−4.66	0.005	−10.50	0.006		
饮食＋运动	−10.00	<0.0001	−7.33	0.020		
平均	−6.36	0.020	−10.94	0.0001	−18.91	<0.0001

注：据 Araghi MH, et al. Effectiveness of lifestyle interventions on obstructive sleep apnea (OSA)：systematic review and meta-analysis. Sleep 36：1553−1562, 2013.

而从图 3a 的气泡图来看，干预前 AHI 越大，即睡眠呼吸暂停越严重，饮食、运动等生活方式干预后，改善效果越好，但从图 3b 的气泡图来看，由干预而致的减重量与 AHI 改善程度不存在相关性。

No. 4　口腔、咽喉部的肌肉训练

所谓肌功能疗法（Myofunctional Therapy，MT），就是通过锻炼软腭、舌头、表情肌增强腭的功能的疗法，具体包括：①软腭的训练，可连续或断续发元音。②舌头的运动包括用舌头绕上下齿外侧一周；用舌尖舔硬腭；卷

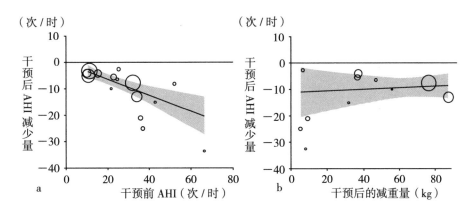

图 3　减重与 AHI 改善程度

注：同表 2

舌，舌尖由软腭移到硬腭；用舌尖用力按压下门牙牙龈。③表情肌的锻炼，可利用口轮匝肌噘口或者做出笑的表情。④颊肌的训练，可以使用吸管吸，或将手指伸进口内按压颊肌、下颚，而吹气球也可锻炼颊肌和软硬腭的肌肉。⑤吞咽训练，要求上下牙咬住，舌头不动，尽量不使用口腔肌肉，而使用咽部肌肉进行吞咽。

　　针对采用肌功能疗法前后呼吸暂停低通气指数（AHI）、艾普沃斯嗜睡量表（ESS）评分改善程度的研究结果进行的荟萃分析显示，AHI 改善了 50%，ESS 也改善了 72%（图 4）。

No.5　吹迪吉里杜管对睡眠呼吸暂停的改善效果

　　将呼吸暂停低通气指数（AHI）15-30 的睡眠呼吸暂停患者随机分为迪吉里杜管练习组和对照组进行历时 4 个月的对照试验，结果显示，练习组的 AHI 比对照组减少

6.2，昼间嗜睡评分也减少 3（图 5）。

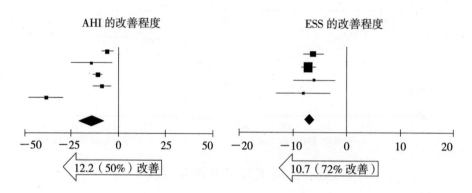

图 4　肌功能疗法对睡眠指标的改善效果

注：据 Camacho M, et al. Myofunctional Therapy to Treat Obstructive Sleep Apnea: A Systematic Review and Meta-analysis. Sleep 38: 669-675, 2015.

迪吉里杜管

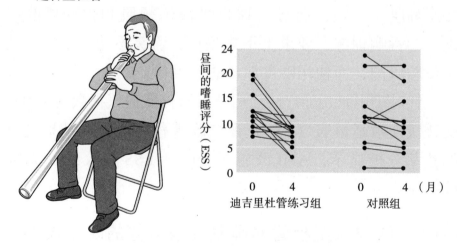

图 5　迪吉里杜管练习对昼间嗜睡的改善效果

注：据 Puhan MA, et al. Didgeridoo playing as alternative treatment for obstructive sleep apnea syndrome: randomised controlled trial. BMJ 332: 266-270, 2006.

参考文献

1. Terán-Santos J, et al. The association between sleep apnea and the risk of traffic accidents. Cooperative Group Burgos-Santander. N Engl J Med 340：847−851，1999.

2. Haba-Rubio J, et al. Sleep characteristics and cognitive impairment in the general population：The HypnoLaus Study. Neurology 88：463−469，2017.

3. Yaggi HK, et al. Obstructive sleep apnea as a risk factor for stroke and death. N Engl J Med 353：2034−2041，2005.

4. Jonas DE, et al. Screening for Obstructive Sleep Apnea in Adults：Evidence Report and Systematic Review for the US Preventive Services Task Force. JAMA 317：415−433，2017.

5. Peppard PE, et al. Longitudinal study of moderate weight change and sleep-disordered breathing. JAMA 284：3015−3021，2000.

6. Johansson K, et al. Effect of a very low energy diet on moderate and severe obstructive sleep apnea in obese men：a randomised controlled trial. BMJ 339：b4609，2009.

7. Kajaste S, et al. A cognitive-behavioral weight reduction program in the treatment of obstructive sleep apnea syndrome with or without initial nasal CPAP：a randomized study. Sleep Med 5：125−131，2004.

8. Camacho M, et al. Myofunctional Therapy to Treat Obstructive Sleep Apnea：A Systematic Review and Meta-analysis. Sleep 38：669−675，2015.

9. Puhan MA, et al. Didgeridoo playing as alternative treatment

for obstructive sleep apnea syndrome: randomised controlled trial. BMJ 332: 266-270, 2006.

10. Peppard PE, et al. Association of alcohol consumption and sleep disordered breathing in men and women. J Clin Sleep Med 3: 265-270, 2007.

7 肠易激综合征

左下腹痛，软便持续数月

CASE

主　诉　左下腹痛，软便持续数月。

病　史　女，24岁。从小就肠胃虚弱，约半年前开始出现主诉症状。近3个月来症状加重，一周腹痛一两次，随之出现软便至水样便，便后腹痛缓解。"每次出门前都彻底排便，可出门后还是会腹痛、腹泻，都不知道该怎么办才好。"患者面露不安。夜间没有因腹痛而睡不着觉的情形。以前一天排便一次，大便正常。没有便血，体重也未下降。无既往史。家族史中无炎性肠病、大肠癌等。查体所见包括下腹部痛、鼓肠、肠鸣音亢进，腹部触诊未发现肿瘤包块，也无其他所见。

诊疗背景 ≫

诊疗要点

根据症状，诊断为肠易激综合征（Irritable Bowel Syndrome，IBS）。该病例为腹泻型，其他还有便秘型、腹泻便秘混合型，以及难以归类型。尽管病名相同，个体症状、病程却多种多样。忍不住想介绍专科医生，去鉴别是否为炎症性肠病。不过，将疑似 IBS 患者随机分为两组：一组为仅根据症状进行诊断的一般检查诊断组，一组为通过血液、大便检验和结肠镜活检，排除其他疾病的详细检查诊断组，结果两组的诊断准确率并无差异，而仅进行一般检查更能节省医疗费[1]。如果症状、表现典型，与 IBS 的国际普通诊断标准罗马标准 Ⅳ（Rome Ⅳ）相符，则可据此诊断[2]。而 IBS 的腹痛、腹泻可能引发不安、抑郁，后者又会使症状加剧，从而陷入恶性循环，因此，也应同时注意患者心理状态。

循证治疗

针对肠易激综合征（IBS）的便秘，使用：

△ **利那洛肽（linaclotide）** 症状可缓解 20%[2,3]。

△ **鲁比前列酮（lubiprostone）** 症状可缓解 9%[2,3]。

以上两种药物都由美国食品药品监督管理局（FDA）批准上市，在日本也获批上市，用于治疗 IBS，但仅对便秘型 IBS 有效。

循证生活

针对肠易激综合征（IBS）的便秘：

◎ **可溶性膳食纤维** 症状可缓解 17%，而不可溶性膳食纤维则无此效果[4,5]。

◎ **低 FODMAP（可发酵的寡糖、二糖、单糖、多元醇）饮食（见科学证据 No. 1）** 症状可缓解 50%（见科学证据 No. 2）。

◎ **薄荷油（未在日本上市）** 症状可缓解

49%[3,6]。

　　◎ **低麸质（gluten）饮食** 　症状可缓解 42%（见科学证据 No.3）。

　　◎ **安慰剂** 　症状可缓解 24%（见科学证据 No.4）。

　　◎ **益生菌** 　症状可缓解 21%[3]。

　　大家都知道可溶性膳食纤维可缓解便秘，近年来低 FODMAP 饮食、低麸质饮食也引起关注。不过对它们的饮食干预难以严格执行，荟萃分析也发现干预程度不一，效果不确定。薄荷油也有效果，但在日本尚未上市。

个 人 史

　　患者从事服装销售有两年了。独居，早餐一般为面包、牛奶。午餐要么盒饭，要么快餐，或在咖啡店买三明治，有时就吃点饼干。喜欢意大利面、乌冬面等面食。晚餐多自己做，若加班晚回家就在附近超市买点熟食。公司年会等聚餐时也喝点酒，平时不饮酒，也不吸烟。没有运动习惯。

诊疗策略

没有发现病变，治疗目标主要是缓解症状。耐心听取患者诉说，充分共情，并告知肠易激综合征（IBS）的症状。由于安慰剂也有效，因此从一开始就要注意与患者建立信任关系。大多数患者都担心随时会出现腹痛、腹泻，不安感强，压力大，可能使症状愈加恶化。对此，可先服用洛哌丁胺（Loperamide）缓解腹泻症状，消除不安，从而阻止症状与不安之间的恶性循环[7]。待症状缓解后，再观察是什么食物诱发IBS，避免食用，以长期保持缓解状态。其后可尝试少量食用诱因食物，想来症状也不会太严重，这点与食物过敏不同。

个人意愿

告知患者，肠易激综合征（IBS）在年轻人中相当普遍，差不多几人中就有一位[8]；只要找出诱因食物，避免食用，症状就会大为减轻。询问患者，在出现症状之前，在工作或生活中是否受到什么刺激。患者回答，"销售服装，喜欢与顾客交流，前几天正在接待顾客时突然肚子疼，不得不暂时离开。"这与其说是 IBS 的诱因，不如说是其导致的结果。也可以理解为，患者希望"工作、日常生活不要受到腹痛、腹泻等症状影响"。

医患对话 ≫

首次门诊：服药控制腹泻，减轻压力

🧍 上下班单程要花一个半小时，所以每天早晨出门前总是彻底排便，可有时中途还是不得不下车去卫生间。每周都有那么一两次，感到很不安，能治好吗？

🧑‍⚕️ 肠易激综合征（IBS）患者多为年轻人。尽管治疗时间比较长，但大多数都能治愈，不再出现症状[9]。先服用腹泻药，把病情控制住。腹痛、腹泻给你的日常生活带来很大压力，而压力又使症状加剧，咱们先切断这个恶性循环，服用一周止泻药看一看。这个药可以调节肠道神经，抑制肠道运动，帮助肠道吸收水分。

1周后门诊：记录饮食内容和症状出现时间，找出腹痛诱因

👤 您给开的药很有效啊，一周都没有再腹痛、腹泻，每天就正常排便一次。

🧑‍⚕️ 那就好。我再给你开一周的药吧，可以随身携带，肚子不舒服时就服下。

👤 好，有这个药就放心了。您说"不是肠道里有肿瘤，必须开刀切除，或者有炎症，必须慎用甾体类（Steroid）那样特殊的药物"，既然如此，为什么会腹痛呢？如果是由压力导致的，压力不消除就治不好吗？

🧑‍⚕️ 压力确实会使病情恶化。不过，你在工作上的压力并没有变化，可吃了整肠药后症状消除，不安也大大缓解。由此看来，你是先有肠道上的病，出现腹痛、腹泻，然后才继发强烈的不安。你这次的神情就与上次大不相同，变得自然、明朗多了。

👤 那是食物的原因吗？我吃了快餐店油大的食物就会腹泻，吃了坚果后能听到肚子里发出"咕噜噜"的声音。

👨‍⚕️ 肠胃虚弱的人摄入面包等面类食物中含有的麸质或洋葱中含有的果聚糖（Fructan）后，肠黏膜的屏障功能下降，各种物质就容易侵入。结果在肠黏膜下出现炎症，肚子发出"咕噜噜"的声音，或者肠黏膜分泌黏液增多，出现腹痛、腹泻。而免疫激活到达大脑，就会产生不安情绪[10]。你说自己从小就肠胃虚弱，说明具有 IBS 体质，再加上工作上的压力，所以腹痛、腹泻症状恶化。

🧑 我一直以为是压力导致腹痛、腹泻的呢。

👨‍⚕️ 好，咱们再回到饮食的话题。从今天开始记下每次吃的食物、腹痛腹泻发生的时间，也可以用手机拍下食物照片。如果肚子不舒服，可自己推测一下是什么食物导致的。

🧑 好。

👨‍⚕️ IBS 患者出现症状的诱因各不相同，你找出腹痛的诱因并尽量避免的话，症状就会大为缓解。咱们从这儿开始吧。

处方笺 1

　　记录饮食内容和腹痛、腹泻等症状出现的时间。

　　直至 1 个月后门诊。

1 个月后门诊：阶段性地戒食诱发腹泻的食物

　　这一个月怎么样啊？

　　基本上好了，用了两次药。

　　吃了什么以后出现症状？

　　那天在快餐店吃了汉堡包和油大的牛排，20 - 30 分钟后肚子就咕咕作响，不得不冲进卫生间，前因后果明确。

　　是吧，看来不能吃油腻的食物。你的饮食日记很好，还发现其他食物也可能是诱因吗？

　　已经知道喝牛奶或吃坚果后肚子会发出咕噜声，吃了面包、意大利面等小麦类食物后肚子容易发胀、排气。对了，还有吃了苹果后胃会刺疼。

👨‍⚕️ 好，你观察得很仔细。梨果、核果类水果比如苹果、梨、桃子等，你好像也吃不了，可以改吃香蕉、橙子、葡萄等。

👤 嗯。每次吃苹果后就胃痛，所以也不喜欢吃苹果。吃西瓜也拉肚子，还以为是吃多了。

👨‍⚕️ 也不要吃面包、意大利面、比萨、乌冬面等小麦类食物了，改吃米饭吧。对你来说，麸质会加重肠道的负担。你好像爱吃意大利料理，你吃加了大蒜、洋葱、芦笋、洋蓟等的菜肴吗？还有加辣椒的？

👤 对呀，意大利料理基本上都加大蒜、辣椒什么的。这也不能吃吗？

👨‍⚕️ 也不是一直都不能吃，先戒 1 个月看看吧。要是 3 个月后症状缓解，也许可以稍微开始吃点。

👤 好，试一下。

👨‍⚕️ 还有，油大的肉类、汉堡包、乳制品、坚果等，也试着戒 1 个月，行吗？是不是有点严？

👤 没事儿，都是诱发腹痛、腹泻的食物，我也不想在外出或接待顾客时肚子疼，一定努力戒掉。

👨‍⚕️ 饮食日记再坚持 1 个月吧。

处方笺 2

（1）不吃苹果、梨、桃子等梨果、核果类水果，改吃香蕉、橙子、葡萄等。

（2）不吃面包、意大利面、比萨、乌冬面等小麦类食品，改吃米饭。

（3）尽量不吃含大蒜、洋葱、芦笋、洋蓟、辣椒等的菜肴。

（4）尽量不吃油大的肉类、汉堡包、乳制品、坚果等。

直至 1 个月后门诊。

2 个月后门诊：注意加工食品中的添加剂标识

🧑‍⚕️ 这个月怎么样啊？

🧑 从来没有这么好过。不过，这个月肚子也坏了两次，但没用药。

🧑‍⚕️ 是吃了什么吗？

🧑 一次是与朋友一起吃了豆腐料理。

🧑‍⚕️ 豆腐吃多了可能拉肚子，豆腐卤水的主要成分是镁，镁可促便。对便秘的人，医生会给开含镁的药。豆腐少吃点没事儿，不能吃多。还有一次呢？

👤 是参加了朋友的婚宴。婚宴在晚上，第二天早上肚子就坏了。我把菜单带来了。没有吃面包、意大利面、油大的肉类等，喝的也是黑咖啡。

👨‍⚕️ 菜品很精致，是创意料理啊。有点难以判断是吃了什么导致的，吃蛋糕了吗？

👤 呀，这也含有乳制品呢。太诱人了，忍不住就吃了。也不能吃蛋糕类，对吧？

👨‍⚕️ 女子都喜欢吃甜食，真不忍心剥夺你的乐趣啊，还是暂时戒一段时间吧。还有巧克力，里面都混有牛奶，知道吧？饼干也是小麦类食品，咖啡等含咖啡因的饮料也会诱发腹痛。不过，这次没在婚宴上腹痛而是延迟到第二天早上，与以前相比，已经是大有改进了。

👤 是啊，这样的话，也不会影响工作，还可以忍受。

👨‍⚕️ 加工食品上都有添加剂标识，知道吧？上面标有山梨糖醇（Sorbitol）等糖醇类字眼的，或者加有乳化剂的都尽量不吃。

😐 为什么呢?

😷 尽管还处于试验阶段,但初步结果已显示糖醇类、乳化剂等可使肠道黏膜的细胞间隙增大,通透性增加,从而引发炎症[11],出现腹痛、腹泻等。

😐 虽然理解起来有点困难,简而言之,就是说要注意食品添加剂的标识内容,对吧?

😷 对,只要记着糖醇、乳化剂的字眼就行了。还有,比如身体状况欠佳、感冒、受凉、吃多了高热量食物等,多种不良因素可能共同作用,引发腹痛、腹泻。再努力1个月吧。如果不再出现症状,就不需要服药了,饮食限制也可以一点点取消。

处方笺 3

（1）尽量不食用蛋糕、巧克力、饼干、含咖啡因的饮料等。

（2）尽量不吃添加了糖醇类、乳化剂的食品。

直至1个月后门诊。

3 个月后门诊：一点点解除食物限制

👤 这个月很好，一次都没犯，也没吃过药。

🧑‍⚕️ 你做得很好。好，咱们来一点点解除饮食限制吧，想先吃什么呢？

👤 想吃加西红柿的意大利面，可以在家里自己做，不加大蒜。

🧑‍⚕️ 你看起来很开心啊。看见你开心的样子，我也很开心。嗯，如果哪天感觉不舒服了，随时再来。

科学证据

No. 1 什么是低 FODMAP 饮食

FODMAP 就是可发酵的寡糖（Fermentable Oligosaccharides）、二糖（Disaccharides）、单糖（Monosaccharides）、多元醇（Polyols）的英文首字母缩写词。

以上短链碳水化合物、糖醇难以被小肠充分吸收，会在肠道菌群的作用下发酵，形成高渗透压并产生气体，导致腹胀、腹泻。表 1 为低、高 FODMAP 食物列表。

表 1　低、高 FODMAP 食物

食物名称	低 FODMAP 食物	高 FODMAP 食物
水果	香蕉、蓝莓、甜瓜、葡萄、猕猴桃、柠檬、青柠檬、蜜橘、橘子、橄榄、木瓜、菠萝、山莓、草莓、无花果、榴莲、牛油果（1 次最多吃 1/8 个）	苹果、杏、黑莓、樱桃、柿子、葡萄柚、芒果、油桃、桃、西洋梨、李子、西梅、石榴、西瓜以及水果罐头、水果干、从果汁提炼的高浓度果糖
谷物	大米、玉米、燕麦、藜麦、无麸质谷物	小麦、黑麦、大麦、北非小米（杜兰小麦）

（续表）

食物名称	低 FODMAP 食物	高 FODMAP 食物
乳制品	杏仁奶、糙米奶、黄油、卡蒙贝尔奶酪、莫泽雷勒干酪、硬奶酪（如帕尔玛干酪）、无乳糖乳制品	鲜奶（牛、山羊、绵羊）、脱脂乳、鲜奶油、蛋奶沙司、冰激凌、人造奶油、农家干酪、软奶酪、酸奶
蛋白质	非豆类	所有豆类
甜味剂	三氯蔗糖、人造甜味剂（如阿斯巴甜等词尾无糖醇字样的）、黑砂糖、葡萄糖、枫糖浆、绵白糖、白砂糖	龙舌兰素、果糖、蜂蜜、异麦芽酮糖醇、麦芽糖醇、甘露醇、糖蜜、山梨糖醇、木糖醇
蔬菜	芝麻菜、竹笋、菜椒、青梗菜、胡萝卜、圆白菜、嫩玉米、茄子、羽衣甘蓝、生菜、欧芹、土豆、蒜薹、菠菜、甜土豆、黄瓜、南瓜、西红柿、芜菁、菱角、西葫芦	洋蓟、芦笋、牛油果、甜菜根、抱子甘蓝、花菜、芹菜、大蒜、韭菜、菇类、秋葵、洋葱、鲜豆类、小葱、西兰花、大葱、嫩豌豆

注：据（1）Https://www.verywellhealth.com/foods-on-the-low-fodmap-diet-1944679.

（2）Cozma-Petrut A, et al. Diet in irritable bowel syndrome: What to recommend, not what to forbid to patients! World J Gastroenterol 23: 3771-3783, 2017.

No. 2 低 FODMAP 饮食可改善 IBS 症状

以 IBS 患者 30 人与健康者 8 人为受试者进行随机单盲法交叉对照试验，结果显示低 FODMAP 饮食可明显改善症状（图 1），且对腹泻型、便秘型都同样有效（图 2）。

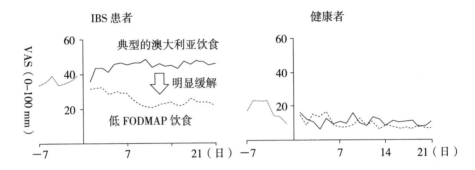

图 1　低 FODMAP 饮食对 IBS 症状的改善效果

注：(1) 视觉模拟评分法 (Visual Analogue Scale，VAS，0-100 mm)，0 表示无症状，100 表示最严重的症状。

(2) 据 Halmos EP, et al. A diet low in FODMAPs reduces symptoms of irritable bowel syndrome. Gastroenterology 146：67-75, 2014.

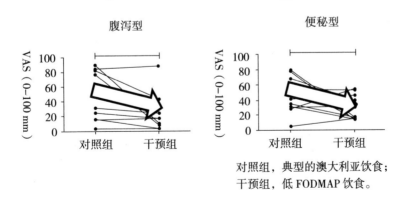

对照组，典型的澳大利亚饮食；
干预组，低 FODMAP 饮食。

图 2　低 FODMAP 饮食对腹泻型、便秘型的改善效果

注：同上注 (2)。

No. 3 无麸质饮食可改善 IBS 症状

将 IBS 患者 34 人随机分为两组，一组食用含麸质的松饼＋面包，另一组食用不含麸质的松饼＋面包，进行二重盲检对照试验，结果显示无麸质组的症状得到明显改善（图 3）。

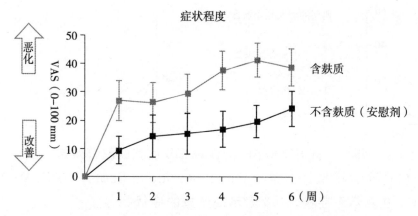

图 3　无麸质饮食对 IBS 症状的改善效果

注：据 Biesiekierski JR, et al. Gluten causes gastrointestinal symptoms in subjects without celiac disease: a double-blind randomized placebo-controlled trial. Am J Gastroenterol 106: 508−514, 2011.

No. 4 安慰剂也可改善 IBS 症状

将 IBS 患者 47 人随机分为安慰剂组和一般治疗组，进行历时 3 个月的追踪调查。安慰剂组给安慰剂时，医生会说"这个药里面只放了糖，但临床试验显示可提高身体的自愈能力，从而显著改善 IBS 症状"。结果显示，安慰

剂组的 IBS 全球改善量表（Global Improvement Scale，
GIS）、IBS 症状严重程度量表（Symptom Severity Scale，
SSS）评分都得到改善（图 4）。而且安慰剂组中 IBS 症状
充分缓解（Adeqate Relief，AR）的比例达 59%，一般治
疗组为 35%，可见在 IBS 治疗上心理治疗也有明显效果。

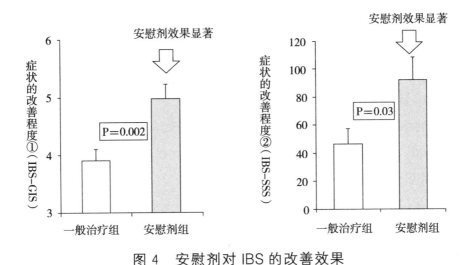

图 4　安慰剂对 IBS 的改善效果

注：据 Kaptchuk TJ，et al. Placebos without deception：a ran-
domized controlled trial in irritable bowel syndrome. PLoS One
5：e15591，2010.

参考文献

1. Begtrup LM, et al. A positive diagnostic strategy is noninferior
   to a strategy of exclusion for patients with irritable bowel syn-
   drome. Clin Gastroenterol Hepatol 11：956-962. e1，2013.

2. Ford AC, et al. Irritable Bowel Syndrome. N Engl J Med 376：
   2566-2578，2017.

3. Ford AC, et al. American College of Gastroenterology monograph on the management of irritable bowel syndrome and chronic idiopathic constipation. Am J Gastroenterol 109 Suppl 1: S2-26; quiz S27, 2014.

4. Moayyedi P, et al. The effect of fiber supplementation on irritable bowel syndrome: a systematic review and meta-ananlysis. Am J Gastroenterol 109: 1367-1374, 2014.

5. Bijkerk CJ, et al. Soluble or insoluble fibre in irritable bowel syndrome in primary care? Randomised placebo controlled trial. BMJ 339: b3154, 2009.

6. Khanna R, et al. Peppermint oil for the treatment of irritable bowel syndrome: a systematic review and meta-ananlysis. J Clin Gastroenterol 48: 505-512, 2014.

7. Mayer EA. Clinical practice. Irritable bowel syndrome. N Engl J Med 358: 1692-1699, 2008.

8. Drossman DA, et al. AGA technical review on irritable bowel syndrome. Gastroenterology 123: 2108-2131, 2002.

9. Halder SL, et al. Natural history of functional gastrointestinal disorders: a 12-year longitudinal population-based study. Gastroenterology 133: 799-807, 2007.

10. Liebregts T, et al. Immune activation in patients with irritable bowel syndrome. Gastroenterology 132: 913-920, 2007.

11. Glynn A, et al. Are additive effects of dietary surfactants on intestinal tight junction integrity an overlooked human health risk? —A mixture study on Caco-2 monolayers. Food Chem Toxicol 106: 314-323, 2017.

8 短暂性脑缺血发作

出现轻微脑卒中，治愈出院

CASE

主　诉　出现轻微脑卒中，治愈出院。

病　史　男，62 岁，身高 168 cm、体重 66 kg、BMI＝23.4、腰臀比 1.05。血压 126/74 mmHg、低密度脂蛋白胆固醇（LDL-C）2.12 mmol/L、高密度脂蛋白胆固醇（HDL-C）1.42 mmol/L。无糖尿病、睡眠呼吸暂停等并发症。家族史中父亲死于事故，母亲除高血压外无其他疾病。已在本院诊断为血脂异常，服用他汀类药物。1 周前因"说话不顺畅"到本院就诊，进行 FAST 简易诊断[1]，怀疑脑梗死，被送到附近的综合医院急救。

1 周后转诊介绍的回函来了，被诊断为短暂性脑缺血发作（TIA）。由于是发病 1 小时内抵达医院，且存在言语表达障碍，已静脉输注重组

组织型纤溶酶原激活剂（rt-PA），治疗 1 小时后临床症状消失。磁共振成像（MRI）未发现脑梗死的诊断依据，但 CT 血管造影术发现颈动脉狭窄达 70％。住院期间未发现心房颤动，经胸超声心动图（TTE）未发现左右分流等异常。综合医院希望本院负责出院后门诊跟踪治疗，包括继续使用阿司匹林、双嘧达莫（Dipyridamole）等药物。短暂性脑缺血发作后 2 周，患者到本院外科门诊就诊。

Column 脑卒中的 FAST 评估法

F 代表 Face："笑一下"，看一边脸是否歪斜（左右不对称）。

A 代表 Arm："双臂上举"，看一侧手臂是否下垂。

S 代表 Speech："反复说出我说的词语"，看能否流畅地重复。

T 代表 Telephone 或 Time：如果出现上述任一现象，立即送医急救。

诊疗背景 ≫

诊疗要点

在出现脑梗死 3 小时内静脉输注 rt-PA，可提高恢复的概率，无麻痹遗留[2]。因此基层医疗如怀疑是脑梗死，要及时转院急救。该患者在发病 2 周后就诊，尽管 BMI＜25，在正常范围，但腰臀比 1.05，也就是腰围大于臀围的腹型肥胖，是内脏脂肪型肥胖、腰腿肌肉量减少的体型，多见于长时间坐姿的人。判断脑卒中发病风险时，腰臀比比 BMI 更重要，如图 1 所示，男子腰臀比大于 0.91，尤其是大于 0.96，脑卒中发病风险加大[3]。该患者属于脑卒中高风险人群。

循证治疗

以下药物在脑卒中急性期治疗后使用具有二级预防效果：

△ **抗血小板药阿司匹林、双嘧达莫** 脑卒中复发风险下降 80% 以上（见科学证据 No. 1）。

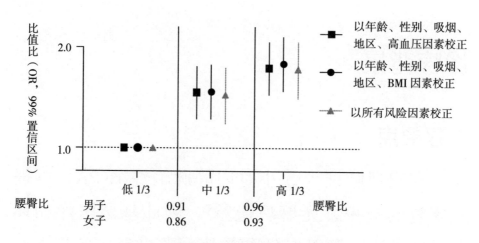

图 1　腰臀比与脑卒中的发病风险

注：据 O'Donnell MJ, et al. Risk factors for ischaemic and intracerebral haemorrhagic stroke in 22 countries（the INTER-STROKE study）：a case-control study. Lancet 376（9735）：112-123，2010.

△ **控制血压**　收缩压控制在 125-144 mmHg，脑卒中复发风险下降 80%（见科学证据 No. 2）。

△ **他汀类药物**　脑卒中复发风险下降 16%[4]。

循证生活

以下方法在脑卒中急性期治疗后都具有二级预防效果：

◎ **定期运动**　脑卒中发病风险可下降 28.5%[3]（见科学证据 No. 3）。

◎ **控制腰臀比**　男子小于 0.91，女子小于 0.86 时，脑卒中发病风险下降 26.5%[3]。

◎ **健康饮食**　脑卒中发病风险下降 18.8%[3]（见科学证据 No. 4、No. 5）。

◎ **避免过劳**　脑卒中发病风险可下降（见科学证据 No. 6）。

个 人 史

患者是长途货车司机，从产地装上新鲜的鱼类等送到城里日本料理的料亭、餐馆等，工作时间多在 2：00-20：00，连续工作 18 小时。名义上 1 周工作 40 小时，但经常有急活儿或加班，实际上 1 周工作时间 50-60 小时是常态。完全无运动习惯，几乎都是在外面吃饭，无高血压，5 年前戒烟。不上班的日子里几乎都饮酒，月平均能饮日本烧酒 30 杯左右。

诊疗策略

门诊主要负责短暂性脑缺血发作（Transient Ischemic Attack，TIA）、脑梗死的二级预防。TIA

出现2日内有5%的脑梗死发病风险[5]，幸运的是该患者在7日内未出现脑梗死。但1周后至1年内仍有5%的脑梗死发病风险，6%的心血管疾病发病风险[6]。该患者长时间坐在货车驾驶室里开车，静脉血栓容易运到脑动脉，即属于经济舱综合征、脑梗死发病高风险人群。需要继续服用阿司匹林、双嘧达莫、他汀类药物，并养成运动的习惯，改善腰臀比。

个人意愿

告知患者，这次的短暂性脑缺血发作（TIA）是脑卒中的前兆，如果以现在这样的生活方式继续下去，很可能发生脑卒中，甚至为此丢命。即便没有那么严重，也无法再开货车了。鉴于5年前已戒烟，血压也不高，只需要定期运动，把稍微挺出来的肚子收回去就可以了。患者表示，"60岁后喝酒明显不行了，通宵开车感觉很累。也许这次的发病就是警告，该把生活、工作的节奏放慢了。话是这么说，可关系到生计，也不可能一下子减少工作量，公司人手不足，想减少工作之类的话也难以说出口，但数年内一定换工作。天生就喜欢开车，可能的话就去开出租车。"可以看出，为了生计，患者还是希望继续每周 50-60 小时的长时间劳动，但也希望同时预防脑卒中。

医患对话 ≫

首次门诊：在工作间隙运动，预防脑卒中

👨‍⚕️ 你从事长距离货运，中途怎么休息呢？

👤 在高速路服务区或便利店 1 次用 1-2 小时休息、吃饭、打个盹儿。

👨‍⚕️ 1 天工作 20 小时的时候，中间休息几次呢？

👤 一日三餐不可少，如果把只喝杯咖啡也算进去的话，一共 7-10 次吧。

👨‍⚕️ 1 天运动 30 分钟，就可有效预防脑卒中。也不必 1 次就运动 30 分钟，分 3 次每次 10 分钟也可以。也有患者像你一样出现脑卒中前兆，其后坚持每天运动 30 分钟，每周 5 天，持续半年，之后 3 年也没有出现脑卒中、心肌梗死。

👤 嗯，每次 10 分钟共 3 次。吃饭时已经休息好了，饭后运动一下？3 年的时间，工作也差不多换好了。那 10 分钟做什么运动呢？

👨‍⚕️ 高速路的服务区一般都很宽敞吧，从一头走到另一头，要几分钟呢？

👤 有宽的也有窄的，窄的地方几分钟，宽的十来分钟吧。

👨‍⚕️ 在服务区吃饭前，先走个十来分钟怎么样？

👤 对呀，每餐前走 10 分钟，1 天就是 30 分钟，这样就简单了。

👨‍⚕️ 好，就给你开 1 个月的药和服务区内散步的处方笺。来，在处方笺上签名，咱们 1 个月后再见。

处方笺 1

　　在高速路服务区内散步，1 天 3 次，每次 10 分钟，尽量坚持 1 周 5 天。

　　直至 1 个月后门诊。

---

1 个月后门诊：室内肌肉训练，提高运动兴趣

👨‍⚕️ 走路了吗？

🧍 嗯，走着呢。现在不光是三餐前，就是喝杯咖啡休息的时候也走一走，还解困。

👨‍⚕️ 好啊。1 周至少走 5 天吧？

🧍 只要不是下雨天，就是休息日也走，平均下来 1 周能走够 5 天的。

👨‍⚕️ 太棒了！下雨天也可以锻炼，就在服务区的室内练下蹲吧，我教你（图 2）。

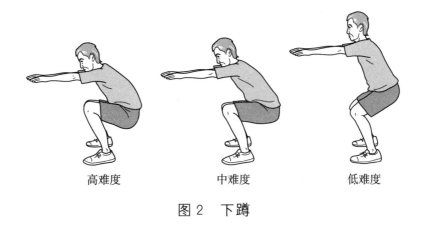

高难度　　　　　　中难度　　　　　　低难度

图 2　下蹲

🧍 （一起做）哦，难度不小啊。练 10 分钟的话，会喘气的。

👨‍⚕️ 在服务区散步、下蹲，交叉着做。1 天做 30 分

钟以上，40 分钟、50 分钟更好。1 个月后咱们再见。

处方笺 2

下蹲。

直至 1 个月后门诊。

---

2 个月门诊：逐渐增加运动量，纠正腰臀比

👨‍⚕️ 下蹲练了吗？

🧍 嗯，练着呢，屁股能勉强接近地面了。现在 1 天运动 4-5 次，加起来有 60 分钟吧。

👨‍⚕️ 真棒！瘦点了吗？

🧍 没有，体重几乎没变化，不过皮带松点了，比以前缩了一个空。

👨‍⚕️ 那来量一下腰围、臀围吧。嘿，真好！看，腰围减了，臀围增了，腰臀比降到 0.96 了。

🧍 大夫，您还有其他秘诀吗？

👨‍⚕️ 练箭步走怎样？腰背挺直、下沉，后面腿的膝

盖几乎触地的感觉（图3）。两腿交替前行，能走多远走多远。练10分钟，就该气喘吁吁了。咱们1个月后再见。

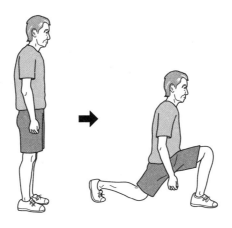

图3 箭步走

处方笺3

箭步走。

直至1个月后门诊。

3个月后门诊：调整饮食结构，进一步降低脑卒中发病风险

今天咱们来谈谈饮食。你平时一般都吃些什么？

👤 拉面、饺子、炸猪排套餐、姜末炒肉片套餐，差不多这些吧。

🧑‍⚕️ 盐分有点高啊。碳水化合物吃得多吗？喝果汁吗？

👤 嗯，一般多喝果汁，很少喝水。

🧑‍⚕️ 不要喝果汁了，改喝牛奶吧。要其他小菜的话，一般是什么呢？

👤 土豆沙拉或薯条什么的。

🧑‍⚕️ 换成烤鸡肉串怎样？开车时吃什么零食吗？

👤 薯片，有时也嚼口香糖，吃糖果。戒烟后，嘴里没什么东西吃着，还有点不习惯呢。

🧑‍⚕️ 最好吃坚果，不加盐的更好。

👤 好。长途开车，途中也就只有吃这点乐趣了。

🧑‍⚕️ 吃了拉面、米饭后不犯困吗？少吃这些就不容易犯困了。尽量多吃水果，少吃面类、饭类。

👤 好，也不想脑卒中。不知道能不能完全照做，但一定努力，听您的话没错。

🧑‍⚕️ 谢谢！咱们1个月后再见吧。

处方笺 4

（1）不喝果汁，改喝牛奶、茶。

（2）不吃土豆沙拉，改吃烤鸡肉串。

（3）少吃面类、饭类，多吃水果。

直至 1 个月后门诊。

6 个月后门诊

👤 上个月换工作了，开出租车。尽管要学的东西很多，但能跟乘客聊天还是很开心。现在一般 1 周工作 40 个小时，还包括等客的时间，轻松多了。以前开货车多在晚上，一路上都没有人说话，现在白天上班，在阳光下工作，心情也好多了。而且下蹲和箭步走都在继续。

👨‍⚕️ 看来你真是天生喜欢开车，现在这样真好。

科学证据

No. 1　时至今日抗血小板药仍可有效预防脑梗死

将曾出现一次短暂性脑缺血发作（TIA）或脑梗死的患者 15 788 名随机分为阿司匹林组、安慰剂组，进行共 12 个随机对照试验，以其结果进行的荟萃分析显示，阿司匹林可使 6 周内脑梗死发病风险降低 60%、需要长期护理甚至致死性的脑梗死发病风险降低 70%（表 1）。尤其是只出现 TIA 或轻微脑梗死的患者，使用阿司匹林可使严重脑梗死发病风险降低 80%，而阿司匹林联用双嘧达莫可使脑梗死发病风险进一步降低 32%[7]。

表 1　阿司匹林的脑梗死预防效果

阿司匹林对安慰剂	0-6 周	6-12 周
脑梗死	0.41 (P<0.0001)	0.60 (P=0.034)
需要长期护理甚至致死性的脑梗死	0.29 (P<0.0001)	0.48 (P=0.028)
脑卒中	0.43 (P<0.0001)	0.59 (P=0.026)
致死性脑卒中	0.46 (P=0.035)	0.53 (P=0.28)

阿司匹林对安慰剂	0-6 周	6-12 周
急性心肌梗死	0.23 （P＝0.0038）	0.35 （P＝0.020）

注：据 Rothwell PM, et al. Effects of aspirin on risk and severity of early recurrent stroke after transient ischemic attack and ischemic stroke：time-course analysis of randomised trials. Lancet 388：365-375，2016.

No.2　短暂性脑缺血发作或脑卒中后的合适收缩压

为找到预防复发的合适血压，有以 TIA 或脑卒中后患者 2 397 名为受试者进行了前瞻性队列研究（表 2）。结果显示，与收缩压 125－134 mmHg 相比，收缩压 165 mmHg 以上 90 日内脑梗死发病风险上升 10 倍，而收缩压 115 mmHg 以下也是其 2 倍，尽管不是显著差异。由此可知，收缩压过低也危险。预防复发的收缩压控制在 125－144 mmHg，或者 115-154 mmHg 最合适。

No.3　每周 3 次以上高强度运动或 5 次以上中强度运动可预防脑梗死

有以短暂性脑缺血发作（TIA）或脑梗死，且颅内动脉狭窄达 70% 以上的患者进行 SMMPRI 试验，然后再针对划分到药物治疗组的 227 名患者进行历时 3 年的心血管事件追踪调查，结果显示定期运动可预防脑梗死，无定期运动习惯

表 2 　脑卒中后的收缩压与复发风险

> 收缩压控制与脑卒中发病风险如 J 型曲线所示，太高当然不好，太低也需要警惕

90 日内脑收缩压	复发人数	复发率（%）		风险比（HR，95% 置信区间）
<115	64	4.69		2.68（0.75～9.53）
115～124	248	2.42		1.34（0.52～3.49）
125～134	700	2.29		Ref
135～144	839	3.10		1.27（0.67～2.4）
145～154	419	3.82		1.50（0.73～3.04）
155～164	87	11.49		4.23（1.82～9.84）
≧165	40	20.00		9.69（3.86～24.35）

注:（1）以年龄、性别、基础疾病（高血压、糖尿病、血脂异常、心房纤颤）、入院时神经功能缺损评分（NHI Stroke Scale，NHISS）、复发预防药（抗血小板药、他汀类药物、降压药）校正。（2）据 Xie X, et al. The J-curve Association between Systolic Blood Pressure and Clinical Outcomes in Ischemic Stroke or TIA: The BOSS Study. Sci Rep 7: 14023, 2017.

且老人体力活动量表（Physical Activity Scale for the Elderly, PASE）评分低于 3 分的，脑梗死发病风险上升约 7 倍。

老人体力活动量表（PASE，表 3）的评分共有 8 个档次。多变量分析显示，PASE 评分每提高 1 分，心血管事件发生风险就会相应降低（图 4）。尤其是达到 6 分，即每天进行中强度运动 30 分钟，每周 5 天，持续 6 个月以上，无人出现心血管事件。运动也是脑卒中的一级预防[8]，且可降低死亡风险[9]，但血压、胆固醇的控制不佳并不是脑卒中的风险因素。

表 3 老人体力活动量表（PASE）评分

1分	现在未定期运动，6个月内也不准备定期运动
2分	现在未定期运动，但6个月内准备开始定期运动
3分	在运动，但不是定期
4分	每周3次以下高强度运动，或5次以下中强度运动（小于1个月）
5分	每周5次以上中强度运动（1—6个月）
6分	每周5次以上中强度运动（大于6个月）
7分	每周3次以上高强度运动（1—6个月）
8分	每周3次以上高强度运动（大于6个月）

注：高强度运动指慢跑或快速骑自行车（出汗程度），每次20分钟以上；中强度运动指快走或一般速度骑自行车，每次30分钟。

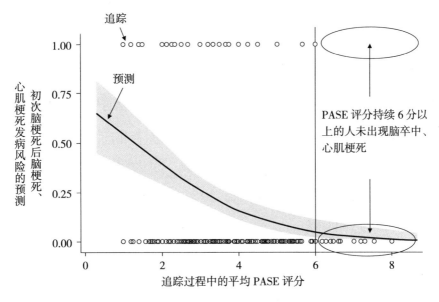

图 4 PASE 评分与心血管疾病发病风险

注：据 Turan TN, et al. Relationship between risk factor control and vascular events in the SAMMPRIS trial. Neurology 88：379—385，2017.

No. 4　多吃蔬菜、水果、糙米及减盐可预防脑梗死

美国进行的营养调查显示，45%的脑梗死是由不当饮食所致。而每天吃蔬菜 400 g 以上，脑梗死发病风险可降低 21%；吃水果 300 g 以上，可降低 12%；吃糙米等全谷物 125 g 以上，可降低 10%；钠摄入量控制在 2 000 mg 以下，可降低 10%。这与高血压的饮食疗法相似。对 51 万人进行的历时 5 年的追踪调查也显示，与几乎不吃水果的人相比，基本上每天都吃水果的人，脑梗死发病风险降低 25%[10]。看来脑梗死高风险人群应多吃水果。

注：据 Micha R, et al. Association Between Dietary Factors and Mortality From Heart Disease, Stroke, and Type 2 Diabetes in the United States. JAMA 317：912—924, 2017.

No. 5　低碳水化合物饮食可预防脑卒中

针对 13 万多人进行的历时 7 年以上的追踪调查显示，将碳水化合物的摄入量减少 5%，而改为摄入饱和脂肪酸，脑卒中发病风险可降低 20%。当然，饱和脂肪酸以乳制品中的为佳。

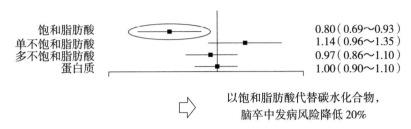

代替碳水化合物的营养素

饱和脂肪酸	0.80（0.69～0.93）
单不饱和脂肪酸	1.14（0.96～1.35）
多不饱和脂肪酸	0.97（0.86～1.10）
蛋白质	1.00（0.90～1.10）

以饱和脂肪酸代替碳水化合物，
脑卒中发病风险降低 20%

图 5　以其他营养素代替碳水化合物的效果

注：(1) 这是对 18 个国家 135 000 人进行历时 7.4 年跟踪调查得出的结果，但未必与日本的情形相符。其中的碳水化合物是指大米、糙米还是水果？饱和脂肪酸是指牛奶脂肪还是动物脂肪、植物油？既然未明示，想来结果也会有差异。——作者注

(2) 据 Dehghan M, et al. Associations of fats and carbohydrate intake with cardiovascular disease and mortality in 18 countries from five continents (PURE): a prospective cohort study. Lancet S0140-673632252-32253, 2017.

No. 6　过劳是脑卒中的风险因素

有以无冠状动脉疾病和脑卒中既往史的 50 万人进行了平均历时 7 年的前瞻性队列研究，针对其结果进行的荟萃分析显示，以每周工作 5 日，每天工作 7-8 小时为风险基数 1，劳动时间超出越多，脑卒中发病风险越高，尤其是长时间劳动者，脑卒中发病风险非常高（图 6），但冠状动脉疾病却无此倾向。

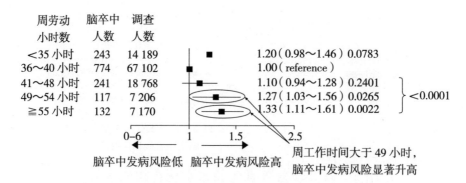

周劳动 小时数	脑卒中 人数	调查 人数		
<35 小时	243	14 189		1.20（0.98～1.46）0.0783
36～40 小时	774	67 102		1.00（reference）
41～48 小时	241	18 768		1.10（0.94～1.28）0.2401
49～54 小时	117	7 206		1.27（1.03～1.56）0.0265
≧55 小时	132	7 170		1.33（1.11～1.61）0.0022

}<0.0001

0–6　　　1　　1.5　　2.5

脑卒中发病风险低　脑卒中发病风险高

周工作时间大于 49 小时，脑卒中发病风险显著升高

图 6　劳动时间与脑卒中的发病风险

注：据 Kivimäki M, et al. Long working hours and risk of coronary heart disease and stroke: a systematic review and meta-analysis of published and unpublished data for 603 838 individuals. Lancet 386: 1739–1746, 2015.

参考文献

1. Hankey GJ, et al. Is it a stroke? BMJ 15; 350: h56, 2015.

2. Wechsler LR: Intravenous thrombolytic therapy for acute ischemic stroke. N Engl J Med 364: 2138–2146, 2011.

3. O'Donnell MJ, et al. Risk factors for ischemic and intracerebral haemorrhagic stroke in 22 countries (the INTERSTROKE study): a case-control study. Lancet 376: 112–123, 2010.

4. Amarenco P, et al. High-dose atorvastatin after stroke or transient ischemic attack. N Engl J Med 355: 549–559, 2006.

5. Johnston SC, et al. Short-term prognosis after emergency department diagnosis of TIA. JAMA 284: 2901–2906, 2000.

6. Amarenco P, et al. One-Year Risk of Stroke after Transient Is-

chemic Attack or Minor Stroke. N Engl J Med 374: 1533 – 1542, 2016.

7. Wang Y, et al. Clopidogrel with aspirin in acute minor stroke or transient ischemic attack. N Engl J Med 369: 11–19, 2013.

8. Kyu HH, et al. Physical activity and risk of breast cancer, colon cancer, diabetes, ischemic heart disease, and ischemic stroke events: systematic review and dose-response meta-analysis for the Global Burden of Disease Study 2013. BMJ 354: i3857, 2016.

9. Naci H, et al. Comparative effectiveness of exercise and drug interventions on mortality outcomes: metaepidemiological study. BMJ 347: f5577, 2013.

10. Du H, et al. Fresh Fruit Consumption and Major Cardiovascular Disease in China. N Engl J Med 374: 1332–1343, 2016.

9 稳定型心绞痛

运动时胸骨下方不舒服

CASE

主　诉　运动时胸骨下方不舒服，左臂麻木。

病　史　男，45 岁，身高 177 cm、体重 79 kg、BMI ＝ 25.2、血压 148/86 mmHg、心率 86 次/分。头天打网球时感觉胸骨下方不舒服（紧缩感）和左臂麻木。立即停止打球，不到 1 分钟症状消失。但近 1-2 个月已经出现同样的症状 4-5 次，大多是在激烈地打网球 1 小时左右出现，而症状出现的频率、疼痛的程度无变化。其他时候，比如跑步到车站、快步上阶梯等，都没有出现胸痛。检查未发现包括心音等的异常，心电图也显示正常，怀疑是心绞痛，介绍到综合医院的心血管内科就诊。

　　家族史中父亲于 46 岁时猝死。转诊介绍的

回函主要包括以下内容：心电图运动负荷试验阳性，诊断为稳定型或劳累性心绞痛；给开了硝酸酯类药物、β受体阻滞剂、阿司匹林、ACE抑制剂、他汀类药物（低密度脂蛋白胆固醇LDL-C为 4.01 mmol/L）；希望本院继续给开药和进行生活指导，这也是患者的意愿。

诊疗背景 ≫

诊疗要点

只在高强度运动时发作，属于稳定型（Sangareddi）心绞痛严重度分级[1]中的Ⅰ级。可以想见，冠状动脉血管壁上已形成粥样斑块，逐渐堵塞动脉管腔，使之越变越窄。如果斑块破裂或糜烂，就会形成血栓，引发不稳定型心绞痛、心肌梗死，甚至猝死。

循证治疗

△ **他汀类药物** 当C-反应蛋白（CRP）≥2

mg/dL 时，服用他汀类药物可使全因死亡风险下降 20%，心血管事件发生风险下降 47%，心肌梗死发病风险下降 54%，脑卒中发病风险下降 48%[2]。

△ **降压药** 可使全因死亡风险下降 16%，心血管疾病死亡风险下降 26%，心肌梗死发病风险下降 18%，脑卒中发病风险下降 21%[3]。

△ **阿司匹林** 属于一级预防（不是稳定型心绞痛），可使心血管疾病发病风险下降 12%，但不能降低心血管疾病死亡风险[4]。

激光心肌血运重建术适用于不稳定型心绞痛、急性心肌梗死等急性冠状动脉综合征，但对稳定型心绞痛，即便是动脉管腔狭窄达 70% 以上的重度患者，其最终预后也无差异[5-8]。对稳定型心绞痛，标准治疗是发作时舌下含服硝酸甘油，而平时则从 β 受体阻滞剂、硝酸酯类药物、钙通道阻滞剂中选择 2 种服用[9]。为保护血管，还可服用他汀类药物、降压药、阿司匹林等。有高血压的稳定型心绞痛，服用降压药时要注意血压不能降得太低[10]。

循证生活

以下方法皆可降低心血管疾病发病风险：

◎ **戒烟** 下降 44%[4]。

◎ **减重** 下降 35%[4]。

◎ **定期运动** 下降 12%[4]。

◎ **健康饮食** 下降 9%[4]。

个 人 史

患者经营意大利餐馆。40 岁后雇了一位厨师，两人一起打理生意。每周休息 2 天，工作时间为 11-15 时、17-22 时。饮食不规律，不吃早餐，其他时候饿了就吃点店里剩的东西。无定期运动习惯，1 年前应朋友之邀，开始每月打 2-3 次网球。上小学时就喜欢吃，长得较胖。30 岁前立志成为厨师后就戒烟了，但餐馆不禁烟，多被动吸烟。每天闭店后一边收拾一边饮葡糖酒 2-3 杯（含酒精 12%，120 ml/杯），休息时则每天饮日本酒 5-6 杯（含酒精 15%，30 ml/杯），1 周约饮酒 30 杯。

诊疗策略

首先进行药物治疗。由专科医生继续开处方药，使用 β 受体阻滞剂使心率降到 70 次/分以下，使用他汀类药物使低密度脂蛋白胆固醇（LDL-C）降到 2.59 mmol/L 以下[9]，使用 ACE 抑制剂将血压控制在 120-140/70-80 mmHg[11]。

其次是改善生活方式。即便有心血管疾病家族史，也可以通过健康的生活方式使发病风险减半[4]，方法包括：

（1）戒烟。据报告，苏格兰在 2006 年通过公共场所禁烟的法律后，因冠状动脉疾病而住院的吸烟患者、戒烟患者、非吸烟患者分别减少 14%、19%、21%[12]。该患者经营的餐馆如果能禁烟再好不过，但对一小餐馆而言，也是力所不逮。

（2）饮酒[13]。少量饮酒（男子 1 日 2 杯，女子 1 日 1 杯）可预防心肌梗死，但会提高癌症发病风险，效果两相抵消，死亡风险不变。如果 1 日饮酒 6 杯以上或 1 周饮酒 22 杯以上，则不会降低心肌梗死的发病风险，反而会提高其死亡风险，应慎之戒之。

（3）减重。减腰臀比效果好于减体重[14]。儿童、青春期肥胖可使死亡风险提高 5 倍，但成人后减重成功，也可抵消其风险[15]。

（4）饮食。改善饮食结构，同时兼顾本人饮食偏好。

（5）定期运动。每周 1 次高强度运动反而危险，应坚持每天运动 30 分钟（包括上下班路上），1 周运动 5 日，养成定期运动的习惯（见科学证据 No. 3）。

（6）空气污染。在 PM2. 5、臭氧浓度高的地方生活，冠状动脉疾病发病风险会增大，寿命缩短[16-19]。

个人意愿

告知患者，心绞痛尚属轻度，但若放任不管，胸痛的频率、程度就会变得不稳定，可能引发心肌梗死甚至猝死，而遗传因素、儿童期肥胖也可能是在年纪尚不太大时就出现心绞痛的原因之一。不过，也可以通过改善生活方式预防心肌梗死或猝死。患者表示，"从小就喜欢吃，所以长大后才成为厨师。每天从上午 10 点工作到晚上 11 点，该怎么改善生活方式呢？打网球胸痛后，都不敢做运动了，觉得好恐怖。"可以看出，患者热衷于探究饮食，可以此为出发点，从改善饮食结构开始。

医患对话 ≫

首次门诊：脂肪有好有坏，冠状动脉疾病发病风险随之增减

👨‍⚕️ 你说自己从小就对吃感兴趣，那平时都吃些什么呢？

🧑 基本上都是店里做多了的意大利面、面包什么的，还有客人未点完的薯条、蛋糕、烤饼等。

👨‍⚕️ 都是高反式脂肪酸的食物啊，薯条中反式脂肪酸的含量尤其高，每天吃的话，患心绞痛、心肌梗死等冠状动脉疾病的风险会上升 30%[20]。而且吃的碳水化合物也不少。

🧑 是吧？就是没有心思专门为自己再做什么好吃的。有时也选几片香肠、萨拉米风干肠（Salami）、

火腿片吃，以补充蛋白质。

👨‍⚕️ 香肠之类的肉类加工品，每天吃 50 g 以上，冠状动脉疾病发病风险会上升 40%[21]。

🧑 意大利料理经常使用的生火腿，也是这种肉类加工品吗？我进的生火腿，是意大利产的，先冷藏、盐腌后，再熟成 3–4 年。

👨‍⚕️ 肉类加工品一般都加有亚硝酸盐等添加剂，或是高温制成熟食。生火腿使用传统方法而不是工厂批量生产，应该没问题，但也不能多吃，盐分高对血压不好。

🧑 哦，那我的菜单上就保留生火腿片夹甜瓜吧，像香肠、萨拉米风干肠之类的菜品，要不要取消呢？

👨‍⚕️ 知道吗，因纽特人（爱斯基摩人）很少患冠状动脉疾病。他们猎食海豹、鲸等，那些肉类多含 EPA（二十碳五烯酸）、DHA（二十二碳六烯酸）等 ω –3 系脂肪酸，可预防动脉粥样硬化和血液凝固，从而预防冠状动脉疾病。这个 ω –3 系脂肪酸在鲅鱼、鳟鱼、鲑鱼、鲱鱼、沙丁鱼里也含有。

🧑 哦，意大利料理中通常多使用鱼类。

👨‍⚕️ 大豆油、亚麻籽油、菜油、核桃也含有 ω –3 系脂肪酸。每周吃坚果 5 次以上，心脏病死亡风险可降低 30%[22]。

👤 意大利料理也使用坚果。在意大利西北部的利古里亚大区，就产有核桃调味汁，可浇在意大利面上，或蘸面包吃，也可以作蔬菜的调味汁。

👨‍⚕️ 好啊，也做给客人吃吧。现在咱们来总结一下：首先，不要吃薯条，改为吃坚果，这样就可使心脏病死亡风险降低 30%；其次，你的血压也高，坚果就吃无盐的好了；最后，不吃肉类加工品，换成别的食材。

👤 好，菜单上增加坚果、鱼类料理，薯条就减少供应，危害健康的食品也少给客人吃。

👨‍⚕️ 好，现在就给你开药和生活处方笺，咱们 1 个月后再见。

处方笺 1

　　不吃薯条、肉类加工品，改吃坚果、鱼类。

　　直至 1 个月后门诊。

---

1 个月后门诊：地中海饮食可葆健康、长寿

👤 大夫，工作间隙吃点坚果，体重降下来了。

🧑‍⚕️ 真的呢，减了 4 kg，BMI 为 23.3，降到正常范围了。这样的话，由冠状动脉疾病而致不测的风险就降低了，咱们再努把力吧。这个月胸痛了吗？

👤 没有，感觉很好，也许也是因为没有打网球、进行激烈的运动吧。对了，大夫，意大利料理多使用橄榄油，对心脏好吗？上次忘了问。

🧑‍⚕️ 上次谈到含 $\omega-3$ 系脂肪酸的植物油，其实橄榄油含的单不饱和脂肪酸，效果与 $\omega-3$ 系脂肪酸不相上下，同样可以预防心肌梗死、脑卒中[23]。

👤 这样就放心了，既然是意大利料理，也不可能将橄榄油换成其他油。听说地中海饮食有益健康，是真的吗？

🧑‍⚕️ 是真的。有研究将受试者随机分为地中海饮食组和一般西餐组，结果发现地中海饮食组心肌梗死、脑卒中、猝死的发病风险降低 30%[24]，对这些疾病的预防效果与治疗血脂异常的他汀类药物相当。

👤 太棒了，地中海饮食可预防心肌梗死、脑卒中！唉，我从小就胖，现在终于勉强将体重降到正常范围，也可以通过地中海饮食预防心肌梗死吗？

👨‍⚕️ 可以，没问题的。什么时候开始都不迟，地中海饮食确实可预防心肌梗死、脑卒中，使人长寿[25]。

👤 意大利、西班牙、希腊料理都是典型的地中海饮食，都有益健康，太好了！对了，意大利料理多使用如西红柿等蔬菜，还有水果、豆类，也对身体好吗？

👨‍⚕️ 每日吃 3–4 盘豆类、蔬菜、水果，可使全因死亡风险降低 20%（见科学证据 No. 1），这样的饮食就是健康饮食。

👤 好，就相当于早中晚各吃 1 盘豆类、蔬菜、水果，就可长寿，对吗？

👨‍⚕️ 对。另外，乳制品等含的饱和脂肪酸，橄榄油所含的单不饱和脂肪酸，鱼类脂肪、植物油（大豆油、葵花籽油、玉米油、菜油）等所含的多不饱和脂肪酸，可分别使死亡风险降低 14%、19%、20%，但过多摄入碳水化合物会使死亡风险上升

（见科学证据 No. 2）。

🧑 意大利料理中经常使用的奶酪、酸奶等乳制品，原来也是健康食品呀！

处方笺 2

（1）多吃鱼。

（2）尽量使用橄榄油。

（3）适量食用牛奶、奶酪。

（4）一日三餐各吃 1 盘蔬菜、水果、豆类。

直至 1 个月后门诊。

---

2 个月后门诊：上下班路上多走路，强腰健腿

👨‍⚕️ 还胸痛吗？

🧑 打网球直到结束也没痛。以前随时担心胸痛，现在不担心了。说实话，真怕像父亲一样猝死。

👨‍⚕️ 体重减到 70 kg 了，BMI 为 22.3。你做得太棒了！这样的体重是最不容易犯心肌梗死的了[26]。咱

们再测测腰围、臀围。(测量)腰围减了不少,但臀部的肌肉也掉了。减重很重要,同时也要保持适当的腰臀比,腰腿的肌肉力量变弱也不好。只要不是剧烈运动,你好像就不会胸痛,对吧?你上下班坐地铁,到车站需要走几分钟呢?

👤 从家到车站走 10 分钟,坐地铁 30 分钟,从车站到店里走 5 分钟。

👨 地铁站里有阶梯吧?换乘时怎么做的呢?

👤 有阶梯,但我使用电动扶梯。换乘 1 次,我也使用电动扶梯。

👨 尽量走阶梯吧。如果出现喘气、难受、胸痛,就暂停,直至下次门诊。

👤 好。

处方笺 3

上下班地铁换乘时走阶梯。

直至 1 个月后门诊。

3 个月后门诊：散步可预防心脑血管疾病

🧑‍⚕️ 最近还有胸痛吗？

🧑 在地铁站里走阶梯，运动强度不大，似乎没问题。

🧑‍⚕️ 那就好。你周末一般怎么过呢？

🧑 就在家里晃悠，有时喝点小酒什么的。

🧑‍⚕️ 你每周上班 5 天，现在上下班路上每天走路 30 分钟以上。周末也走一走，行吗？可以就在家附近走，开始时每天 1 小时，逐渐增加到 2 小时最好，这样可以使心肌梗死、脑卒中的发病风险降低 15%。如果平时开车上下班、坐办公室，只在周末进行高强度运动，对身体反而不好（见科学证据 No. 3）。

🧑 好，就在家附近散步，也是消磨时间。

🧑‍⚕️ 不要在车流量大的地方散步，心绞痛最容易由汽车尾气诱发[27]。

处方笺 4

周末每天散步 1-2 小时。

直至 1 个月后门诊。

5 个月后门诊：健康从饮食开始

🩺 还有胸痛吗？

🧑 按您给开的生活处方笺做，现在胸痛不再出现了，身体也轻快了不少。

🩺 那就好。药物有功劳，但你自己的功劳最大，是你治好了自己的病。

🧑 当初诊断为心绞痛，确实非常担心。正所谓祸福相倚，这也成为审视、改变自己生活方式的契机，算是因祸得福了。店里的菜单也进行了大幅度修改。根据您的建议，我在网上好好调查了一番，现在菜品主要使用蔬菜、水果、豆类、橄榄油、核桃调味汁、奶酪、鱼虾蟹贝类；意大利面、面包使用全麦粉，份量尽量小；再配以优质葡萄酒、餐后咖啡；在每个菜品后还配有温馨提示，写明为什么使用那种食材，对健康有什么效果等。对了，店里还全面禁烟。意想不到的是，客人反而增多，真是求之不得的好事啊！当初被诊断为心绞痛，心里真是害怕，说不定自己什么时候就没了。现在遵照您的指示，改善饮食结构，眼见得身体一天天好转，尽管还吃着药，可感觉心绞痛像是已经治好了。改变饮食可带来健康，我也迫切地想与客人分享，近来经常与客人探讨饮食与健康的话题，感觉每天都活得特别有劲。您不仅治好了我的身体疾病，还让我的人生变得快乐、充实，您真是我生命中的恩人、贵人！有时间请一定到我的店里去坐坐。

科学证据

No. 1 蔬菜、水果、豆类可降低非心血管疾病死亡风险

以世界各地 35-70 岁非心血管疾病患者 135 000 名为受试者进行历时 7.5 年的追踪调查，结果发现每日食用蔬菜、水果、豆类共 3-4 盘会增进健康，但多吃效果也不会更好（表 1）。

表 1 以几乎不食用蔬菜、水果、豆类的人为基数 1 的风险比

（HR，多变量分析）

每日食用的蔬菜、水果、豆类量（盘）	<1	1-2	2-3	3-4	4-5	5-6	6-7	7-8	≥8
非心血管疾病死亡风险	1	1.05	0.91	0.77	0.80	0.87	0.87	0.80	0.84
全因死亡风险	1	1.01	0.91	0.78	0.83	0.78	0.84	0.83	0.81

注：（1）以年龄、性别、热量摄入量、运动量、糖尿病等多变量校正。（2）据 Miller V, et al. Fruit, vegetable, and legume intake, and cardiovascular disease and deaths in 18 countries (PURE): a prospective cohort study. Lancet 390: 2037-2049, 2017.

No. 2 高脂肪、低碳水化合物降低死亡风险

与科学证据 No. 1 一样，同为前瞻性城乡流行病学研究（Prospective Urban Rural Epidemiological Study, PURE）的结果。一直以来，不饱和脂肪酸被视为有益健康，而饱

和脂肪酸应尽量避免，但 PURE 调查显示，饱和脂肪酸摄入量应占总热量的 5% 左右，而碳水化合物应控制在 70% 以下，最能有效降低死亡风险（图 1）。

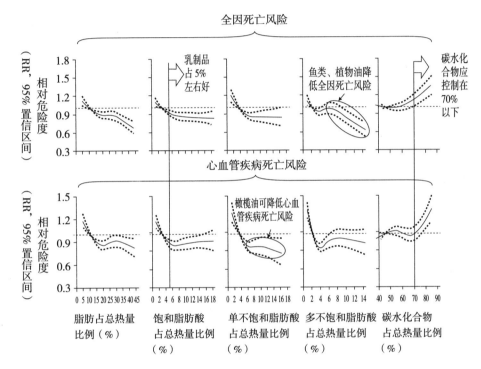

图 1 脂肪与碳水化合物的最佳摄入比例

注：据 Dehghan M, et al. Associations of fats and carbohydrate intake with cardiovascular disease and mortality in 18 countries from five continents（PURE）: a prospective cohort study. Lancet 390：2050−2062，2017.

No.3 应坚持每天运动，而休息日突击运动效果适得其反

与科学证据 No.1、No.2 一样，同为前瞻性城乡流行

病学研究（PURE）结果。发现休息日突击运动的量以散步2小时，或时速10 km跑步1小时为宜，超过反而会加大心血管疾病发病风险；而每天坚持运动30分钟就可预防心血管疾病，运动量越大，心血管疾病发病风险越小（图2）。

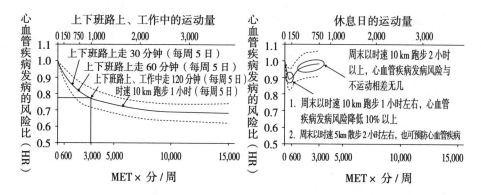

图2　每天运动与周末突击运动的效果比较

注：据 Lear SA, et al. The effect of physical activity on mortality and cardiovascular disease in 130 000 people from 17 high-income, middle-income, and low-income countries: the PURE study. Lancet S0140-6736: 31634-3, 2017.

参考文献

1. Sangareddi V, et al. Canadian Cardiovascular Society classification of effort angina: an angiographic correlation. Coron Artery Dis 15: 111-114, 2004.

2. Ridker PM, et al. Rosuvastatin to prevent vascular events in men and women with elevated C-reactive protein. N Engl J Med 359: 2195-2207, 2008.

3. Bangalore S, et al. Renin angiotensin system inhibitors for patients with stable coronary artery disease without heart failure: systematic review and meta-analysis of randomized trials. BMJ 356: j4, 2017.

4. Antithrombotic Trialists, et al. Aspirin in the primary and secondary prevention of vascular disease: collaborative meta-analysis of individual participant data from randomised trials. Lancet 373: 1849−1860, 2009.

5. Wallentin L, et al. Early invasive versus non-invasive treatment in patients with non-ST-elevation acute coronary syndrome (FRISC − Ⅱ): 15 year follow-up of a prospective, randomised, multicentre study. Lancet 388: 1903−1911, 2016.

6. Boden WE, et al. Optimal medical therapy with or without PCI for stable coronary disease. N Engl J Med 356: 1503 − 1516, 2007.

7. Weintraub WS, et al. Effect of PCI on quality of life in patients with stable coronary disease. N Engl J Med 359: 677 − 687, 2008.

8. Stergiopoulos K, et al. Percutaneous coronary intervention outcomes in patients with stable obstructive coronary artery disease and myocardial ischemia: a collaborative meta-analysis of contemporary randomized clinical trials. JAMA Intern Med 174: 232−240, 2014.

9. Al-Lamee R, et al. Percutaneous coronary intervention in stable angina (ORBITA): a double-blind, randomised controlled trial. Lancet. 2017 Nov 1. pii: S0140−6736 (17) 32714−9.

10. Ohman EM: CLINICAL PRACTICE. Chronic Stable Angina. N Engl J Med 374: 1167−1176, 2016.

11. Böhm M, et al. Achieved blood pressure and cardiovascular outcomes in high-risk patients: results from ONTARGET and TRANSCEND trials. Lancet 389: 2226−2237, 2017.

12. Pell JP, et al. Smoke-free legislation and hospitalizations for acute coronary syndrome. N Engl J Med 359: 482−491, 2008.

13. Smyth A, et al. Alcohol consumption and cardiovascular disease, cancer, injury, admission to hospital, and mortality: a prospective cohort study. Lancet 386: 1945−1954, 2015.

14. Yusuf S, et al. Obesity and the risk of myocardial infarction in 27 000 participants from 52 countries: a case-control study. Lancet 366: 1640−1649, 2005.

15. Juonala M, et al. Childhood adiposity, adult adiposity, and cardiovascular risk factors. N Engl J Med 365: 1876−1885, 2011.

16. Cohen AJ, et al. Estimates and 25-year trends of the global burden of disease attributable to ambient air pollution: an analysis of data from the Global Burden of Diseases Study 2105. Lancet 389: 1907−1918, 2017.

17. Di Q, et al. Air Pollution and Mortality in the Medicare Population. N Engl J Med 376: 2513−2522, 2017.

18. Pope CA 3rd, et al. Fine-particulate air pollution and life expectancy in the United States. N Engl J Med 360: 376−386, 2009.

19. Jerrett M, et al. Long-term ozone exposure and mortality. N

Engl J Med 360: 1085-1095, 2009.

20. Mozaffarian D, et al. Trans fatty acids and cardiovascular disease. N Engl J Med 354: 1601-1613, 2006.

21. Micha R, et al. Red and processed meat consumption and risk of incident coronary heart disease, stroke, and diabetes mellitus: a systematic review and meta-analysis. Circulation 121: 2271-2283, 2010.

22. Bao Y, et al. Association of nut consumption with total and cause-specific mortality. N Engl J Med 369: 2001-2011, 2013.

23. Risk and Prevention Study Collaborative Group, et al. n-3 fatty acids in patients with multiple cardiovascular risk factors. N Engl J Med 368: 1800-1808, 2013.

24. Estruch R, et al. Primary prevention of cardiovascular disease with a Mediterranean diet. N Engl J Med 368: 1279-1290, 2013.

25. Sotos-Prieto M, et al. Association of Changes in Diet Quality with Total and Cause-Specific Mortality. N Engl J Med 377: 143-153, 2017.

26. Global BMI Mortality Collaboration, et al. Body-mass index and all-cause mortality: individual-participant-data meta-a-nalysis of 239 prospective studies in four continents. Lancet 388: 776-786, 2016.

27. Nawrot TS, et al. Public health importance of triggers of my-ocardial infarction: a comparative risk assessment. Lancet 377: 432-470, 2011.

10　骨质疏松症

进行骨密度检查，
诊断为骨质疏松症

CASE

主　诉　在保健所进行骨密度检查，诊断为骨质疏松症。

病　史　女，60岁，身高159 cm、体重50 kg、BMI＝19.8、血压126/74 mmHg。在保健所进行骨密度检查，T值为−2.6 SD（标准差）。无背痛、髋关节痛，无既往史，体检未见异常，52岁绝经。家族史中母亲72岁时髋关节骨折。

诊疗背景 ≫

诊疗要点

仅骨密度 T 值低于−2.5 SD，就足以诊断为骨质疏松症。血、尿常规检查未发现副甲状腺、甲状腺功能亢进或多发性骨髓瘤。使用世界卫生组织骨折风险预测简易工具（WHO Fracture Risk Assessment Tool，FRAX）进行计算，10年内发生骨折的概率为16%，腿骨近端（或髋关节）骨折概率为2.6%。

女子绝经后雌激素下降，骨质疏松症发展迅速。骨质疏松症的人，如果跌倒硌到腰，疼得站不起来，就可怀疑是髋关节骨折。髋关节骨折的人，25%会在1年内死亡，另外25%需要长期护理，剩下50%不能独立步行，需要搀扶行走。也有的可能发生脊椎骨折。老人如果背痛，身高降低2cm以上，看X光片可发现脊椎压缩性骨折。一旦诊断为骨质疏松症，就应服用双膦酸盐（bisphosphonates，BPs）等药物，以预防骨折，否则等骨折发生后再服药就太迟了。

循证治疗

△ **双膦酸盐（BPs）** 脊椎骨折风险下降30%－70%[1-4]。

△ **落莫单抗（Romosozumab）** 适用于骨密度 T 值低于 −2.0 SD 的患者，服用后骨密度上升[5]。与 BPs 相比，落莫单抗预防骨折的效果更好[6]。

循证生活

◎ **散步、骑车** 每天散步 20 分钟，骨折风险下降 15%−25%（见科学证据 No. 1）。

◎ **肌肉训练** 骨密度上升（见科学证据 No. 2）。

◎ **维生素 D、钙** 建议每天摄入维生素 D 800 IU[7]、钙 1200 mg[8]。同时摄入维生素 D、钙，骨折风险下降[9]，摄入维生素 D 可预防跌倒[10]。

◎ **减重＋有氧运动** 反而会使骨密度下降（见科学证据 No. 3）。

◎ **平衡训练** 跌倒风险下降 32%（见科学证据 No. 4）。

◎ **肌肉训练** 跌倒风险下降 29%（见科学证据 No. 4）。

◎ **居室安装扶手等** 进行居室无障碍改造，跌倒风险下降 19%（见科学证据 No. 4）。

◎ **维生素 D 营养补充剂** 摄入 700–1 000 IU/日，跌倒风险下降 19%（见科学证据 No. 5）。

要预防骨质疏松症导致骨折，需双管齐下：一是强筋健骨，二是预防跌倒。要预防骨折，每天散步或骑车 20 分钟就足够了（见科学证据 No. 1），肌肉训练也可强筋健骨（见科学证据 No. 2）。但通过控制热量摄入进行减重，或者减重 + 有氧运动同时进行，则骨密度、肌肉量反而会减少。要预防跌倒，平衡训练最有效（见科学证据 No. 4）。摄入维生素 D，则只有其在血清中的浓度达到一定程度才可预防跌倒（见科学证据 No. 5）。

个 人 史

患者无运动习惯，也未服用钙、维生素 D 等营养补充剂。不吸烟、不饮酒。5 年前退休，现夫妻二人租住在带电梯的楼房里，经常开车去照顾住在附近的外孙。近 2 年体重减轻 2–3 kg。

诊疗策略

绝经、未上班、无运动习惯，体重却减轻，应是骨量、肌肉量开始减少。诊断为骨质疏松症，给开双膦酸盐（BPs）服用，同时开出生活处方笺。幸运的是，只要每天散步 20 分钟，就可避免由骨质疏松症而引发骨折。诊疗需要延缓骨质疏松症的进程，同时减少跌倒风险。

以下情形是跌倒高危因素：12 个月以内有跌倒既往史（最大危险因素）、高龄、痴呆综合征、视力下降、步态不稳且不能独立步行、直立性调节障碍、末梢神经痛、神经系统变性疾病（如帕金森病）、膝关节或髋关节的骨关节炎、糖尿病、维生素 D 缺乏症、服用药物（抗抑郁药 SSRI、安眠药、抗癫痫药、抗精神病药）等。

个人意愿

告知患者，根据骨密度检查结果，诊断为骨质疏松症；骨质疏松症患者稍微跌倒就容易骨折，而因跌倒造成髋关节骨折的人，每 4 人中就有 1 人在

1年内死亡，1人需要长期护理，剩下2人则不能独立步行，需要搀扶行走。因此需要全方位预防骨折：服用药物以及维生素D、钙等营养补充剂，再加上运动，以强筋健骨；在家里安装扶手，同时进行平衡训练，以预防跌倒。对此，患者回应，"先母就是这样的，骨折后就长期卧床了，痴呆综合征加重，需要护理。但骨折之前，没有哪位医生给诊断为骨质疏松症，更没有医生指导要'最大限度预防骨折'。今天您的话让我想起先母的情形。您教我怎么做我就怎么做，一定要预防骨折。"问患者现阶段人生最大的乐趣是什么，她笑着回答，"就是去看刚出生的外孙，看到他，感觉整个心都融化了。"

医患对话 ≫

首次门诊：养成走路的习惯，感受运动的乐趣

🧑‍⚕️ 现在照我说的做，活动一下身体，行吗？不好意思，门诊室有点窄。首先，从椅子上站起来，向

前走 2-3 m，再走回来，坐下。(观察患者的样子)行动自如啊。膝盖疼吗？猛一站起来时觉得眩晕吗？戴上眼镜看得清吗？摘下眼镜呢？

👤 嗯，这些都没有问题。

👤 那就好。你说去女儿家走路要 15 分钟，去看外孙时，偶尔走路，大多开车，对吧？现在为了强筋健骨，就走路往返，可以吗？路上有上下坡吗？人行道上人多不多，有没有自行车也走人行道？如果为了走路健身而跌倒，那就得不偿失了。

👤 那条路宽敞、平坦，行人不多，两旁都是花草树木，走起来神清气爽。自行车也少。走过几次，应该不会摔跤吧。

👤 1 周一般去几次呢？

👤 去看可爱的外孙，每天去都可以。

👤 一下加大运动量，容易出现肌肉酸痛，可能反而难以坚持下去。从 1 周 2 次开始吧。也要关注天气、身体状况、体力，力所能及地运动。这次除了开骨质疏松症的药以外，还开了生活处方笺。在这儿签名吧，咱们 1 个月后再见。

处方笺 1

每周 2 次走路去看外孙。

直至 1 个月后门诊。

1 个月后门诊：多晒太阳，促进维生素 D 合成

👨‍⚕️ 去看外孙了吗？

🧑 嗯，去了去了，一般每周去 2–3 次。对了，前几天看电视，上面说"骨质疏松症的人应服用维生素 D 和钙的营养补充剂"，应该服用吗？

👨‍⚕️ 要保持骨骼健康，适当服用维生素 D、钙也是可以的。不过，晒太阳体内就可合成维生素 D，知道吗？你走路去看外孙，一路晒晒太阳，体内维生素 D 的量就会上升。而含钙丰富的食物也可能使骨的检查指标变好，就没必要急着服用营养补充剂了。如果骨的检查指标完全没有改善，到时再考虑服用也不迟。

🧑 好，就先这样吧。维生素 D 可以通过晒太阳增

加，那哪些食物含钙多呢？

👨‍⚕️ 含钙多的食物包括牛奶在内的各种乳制品，青梗小白菜、西兰花等蔬菜，虾皮、小银鱼和可连骨头一起吃的各种小鱼，以及豆腐、纳豆等。富含维生素 D 的食物包括木耳、小银鱼、沙丁鱼等。不过，晒太阳效果最好。现在正是晒太阳的好季节，但夏天要预防中暑。好，咱们下个月再见。

处方笺 2

（1）每周 2 次走路去看外孙时，要多露出皮肤，多晒太阳，让体内多合成维生素 D。

（2）多食用富含钙、维生素 D 的食物。

直至 1 个月后门诊。

2 个月后门诊：变速走

👨‍⚕️ 体重比上次增加了，真是好兆头。肌肉量增加，筋骨也变得强健。还经常去看外孙吗？

🧑 嗯，1 周去 2-3 次，上周去了 5 次。

🧑‍⚕️ 1 周去 5 次也行啊？

🧑 没问题，已经习惯了。尤其是上周，既不冷也不热，走在路上心情特别好。

🧑‍⚕️ 好，1 周就去 5 次吧。对了，路上没带东西吧？

🧑 没有，出门尽量不带东西。

🧑‍⚕️ 现在咱们试一下变速走，行吗？当然，力所能及地做就行。最初 5 分钟按现在的速度，中间 5 分钟尽量快走，最后 5 分钟慢走。

处方笺 3

中间 5 分钟尽量快走。

直至 1 个月后门诊。

---

4 个月后门诊：进行平衡训练、居室安装扶手等，预防跌倒

🧑 上周日在家里跌倒了。尽管能走路，但疼得厉害，就去附近的急救医院看了。照了 X 光片，幸好没有骨折。

👨‍⚕️ 真危险！如果髋关节骨折，就可能长期卧床了。今天开始在家里做平衡训练吧。站在这儿，照我的样子做（图1）。

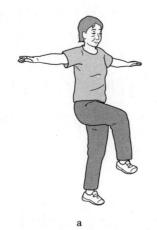

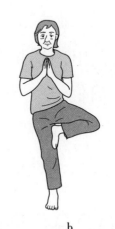

a

（1）立正，两臂水平举。

（2）抬一腿，保持片刻，放下；换另一条腿，抬起，保持，放下。

（3）左右各 10 次为 1 组，每日做 1–3 组。

b

即瑜伽中的树式，呼吸 10 次（10–30 秒）后腿放下。

图 1　平衡训练

👤 挺难的啊。

👨‍⚕️ 练习一下就不难了。对了，在你家和女儿家里都安上扶手吧。

🧑 女儿担心，在网上查了一下，很快就给两家买了带底座、可移动的扶手。很方便，因为是租的房子，也不需要安装或者跟房东商量。只要在有阶梯的地方放上就可以了，扶着上下也安全、放心。

处方笺 4

在家里做平衡训练。

直至 1 个月后门诊。

---

5 个月后门诊

外孙开始喊"外婆、外婆"了哟，我的身体也见好，太开心了！

科学证据

No. 1　定期运动可预防骨折

一般认为定期运动可预防骨折，但需要运动到什么程度，通常不甚明确。对此，瑞典做了一个受试者 66 940名（男女均有）的前瞻性队列研究，结果发现每日散步或骑车 20 分钟以下就可使腿骨近端骨折风险降低 25％，所有骨折风险降低 15％，而每周中高强度运动 1 小时以上也有类似效果（图 2）。

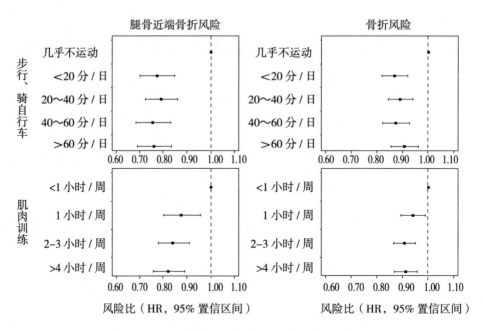

图 2　定期运动的骨折预防效果

注：据 Stattin K, et al. Leisure-Time Physical Activity and Risk of Fracture：A Cohort Study of 66 940 Men and Women. J Bone Miner Res 32：1599-1606，2017.

No.2　肌肉训练的效果

一般认为高负重的肌肉训练为骨质疏松症的运动禁忌，但以患有骨密度低、骨质疏松症的绝经女子 101 人为受试者，将其随机分为高强度抗阻训练联合冲击性训练（High-intensity Resistance and Impact Training，HiRIT）组和居家轻微运动组，进行 8 个月的对照试验，结果发现，HiRIT 组腰椎、腿骨近端的骨密度显著增加，下肢肌力也有所提高（图 3）。

No.3　减重＋有氧运动反而会使骨密度减少

以 BMI 大于 30、周运动时间小于 1 小时的 65 岁以上老人 160 名为受试者，将其随机分为减重＋各种运动的 3 组以及非减重、非运动的对照组共 4 组，进行历时 6 个月的对照试验，结果发现：减重＋肌肉训练组基本上维持了骨密度；减重＋有氧运动组骨密度减少；减重＋有氧运动＋肌肉训练组骨密度也有所减少（图 4）。

No.4　预防跌倒，平衡训练最有效

据说每 3 位老人就有 1 位跌倒。对以 79 193 人为受试者进行的共计 159 个预防跌倒的随机对照试验结果进行的荟萃分析发现，平衡训练（RR 0.68，95％置信区间 0.58−0.80）、肌肉训练（RR 0.71，95％置信区间 0.63−0.82）、居室无障碍改造（如消除阶梯、安装扶手等）（RR

0.81，95％置信区间 0.68－0.97）都可大大降低跌倒风险。

注：据 Robertson MC，et al. Fall prevention in community-dwelling older adults. JAMA 309：1406-1407，2013.

受试者：骨密度 T 值 −2.1±0.8，65±5 岁

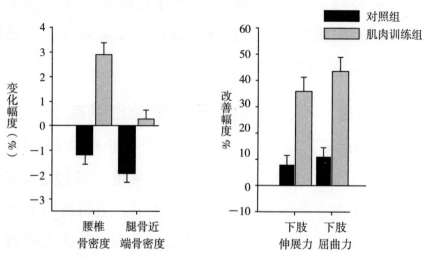

图 3　绝经后肌肉训练对骨密度、下肢肌力的改善效果

注：(1) 每周 2 次，每次 30 分钟，由教练现场指导进行硬拉 (Deadlift)、深蹲（Squat）、过头举（Overhead press）等，最初 1 个月以 80％-85％ 的力度进行以上训练，每项做 5 次为 1 组，共做 5 组。

(2) 据 Watson SL，et al. High-Intensity Resistance and Impact Training Improves Bone Mineral Density and Physical Function in Postmenopausal Women with Osteopenia and Osteoporosis：The LIFTMOR Randomized Controlled Trial. J Bone Miner Res jbmr. 3284，2017. (Epub ahead of print)

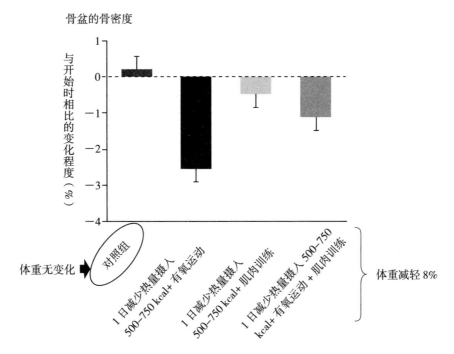

骨盆的骨密度

与开始时相比的变化程度（%）

体重无变化　对照组

体重减轻8%

图4　减重、有氧运动、肌肉训练对骨密度的效果

注：据 Villareal DT, et al. Aerobic or Resistance Exercise, or Both, in Dieting Obese Older Adults. N Engl J Med 376：1943-1955, 2017.

No.5　维生素 D 也可预防跌倒

对以平均年龄 65 岁以上老人 2 426 名为受试者进行的随机对照试验结果进行的荟萃分析发现，每日服用维生素 D 700-1 000 IU，可使跌倒风险降低 19%，而服用量低于 700 IU、血清 25-OHD 浓度（公认的评估机体维生素 D 水平的最好方法）低于 60 nmol/L 则无效果（图5）。

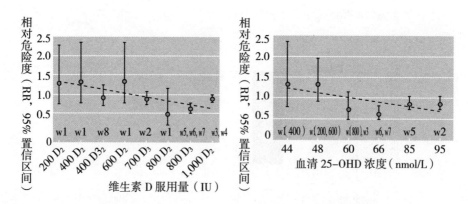

图 5　维生素 D 补充剂对跌倒的预防效果

注：据 Bischoff-Ferrari HA，et al. Fall prevention with supplemental and active forms of vitamin D：a meta-analysis of randomised controlled trials. BMJ 339：b3692，2009.

参考文献

1. Black DM, et al. Randomised trial of effect of alendronate on risk of fracture in women with existing vertebral fractures. Fracture Intervention Trial Research Group. Lancet 348：1535-1541，1996.

2. Harris ST, et al. Effects of risedronate treatment on vertebral and nonvertebral fractures in women with postmenopausal osteoporosis：a randomized controlled trial. Vertebral Efficacy with Risedronate Therapy（VERT）Study Group. JAMA 282：1344-1352，1999.

3. McClung MR, et al. Effect of risedronate on the risk of hip fracture in elderly women. Hip Intervention Program Study Group. N Engl J Med 344：333-340，2001.

4. Black DM, et al. Once-yearly zoledronic acid for treatment of

postmenopausal osteoporosis. N Engl J Med 356: 1809 — 1822, 2007.

5. McClung MR, et al. Romosozumab in postmenopausal women with low bone mineral density. N Engl J Med 370: 412 — 420, 2014.

6. Saag KG, et al. Romosozumab or Alendronate for Fracture Prevention in Women with Osteoporosis. N Engl J Med377: 1417—1427, 2017.

7. Bischoff—Ferrari HA, et al. Fracture prevention with vitamin D supplementation: a meta—analysis of randomized controlled trials. JAMA 293: 2257—2264, 2005.

8. Qaseem A, et al. Treatment of Low Bone Density or Osteoporosis to Prevent Fractures in Men and Women: A Clinical Practice Guideline Update From the American College of Physicians. Ann Intern Med 166: 818—839, 2017.

9. Avenell A, et al. Vitamin D and vitamin D analogues for preventing fractures in postmenopausal women and older men. Cochrane Database Syst Rev. 2014 Apr 14; (4): CD000227.

10. Bischoff-Ferrari HA, et al. Effect of Vitamin D on falls: a meta-analysis. JAMA 291: 1999—2006, 2004.

11 腰椎间盘突出症

弯腰提取重物致腰痛

CASE

主　诉　弯腰提取重物致腰痛。

病　史　男，35岁，单身、企业员工、身高178 cm、体重78 kg、BMI＝24.6。2周前的一天早上，像通常一样，弯腰提起自行车想搬出车库时，腰突然疼起来。30岁时也出现过同样的情形，但几天后疼痛自然消失，就没去诊所就诊。这次疼痛由腰部蔓延到右腿后、小腿外侧，已经过去2周了，仍然没有缓解的迹象。躺下后找到舒服姿势则基本不疼，但站立或开车久了就疼得厉害。早上腰疼，几乎起不来床。无既往史，体检也未发现异常。

诊疗背景 ≫

诊疗要点

从发病经过及检查所见来看，可诊断为腰椎间盘突出症伴坐骨神经痛。如果有排尿排便困难等，则需进行紧急手术，但该病例可排除。急性腰痛一般 6 周缓解。如果 4–6 周完全无好转迹象，可做磁共振成像（MRI）检查[1]，但 MRI 检查结果不能作为腰椎间盘突出症的诊断、预后判断，或者手术指征的依据[2]。即便是无腰痛患者，MRI 检查也可发现 20%–76% 有腰椎间盘突出症的影像学所见。MRI 主要用于肿瘤、腰椎管狭窄症等其他疾病的鉴别诊断。

循证治疗

△ **手术**　可消除坐骨神经痛，但无法消除腰痛，而且 1 年后疼痛程度与非手术患者相同（见科学证据 No. 1）。

△ **缓解神经性疼痛药物**　普瑞巴林（Pregabalin）对坐骨神经痛无效，反而可能产生副作用，应慎用[3]。

循证生活

◎ **运动**　一旦出现腰痛，即便缓解后也易复发，坚持运动则可使复发风险下降 45%（见科学证据 No. 7）。

◎ **针刺疗法**　对持续 12 周以上的慢性腰痛，针刺疗法可使复发风险下降 20% 左右（见科学证据 No. 4）。

◎ **正念减压疗法**（Mindfulness-based Stress Reduction，MBSR）**或认知行为疗法**（Cognitive Behavioral Therapy）　通过缓解压力，可使腰痛复发风险下降 20%（见科学证据 No. 6）。

个人史

患者为企业员工，多坐办公室工作，吸烟、饮酒的应酬也多。工作忙，几乎无时间去健身房。

诊疗策略

吸烟会使腰椎间盘的血流减少，成为腰痛的风险因素，因此应尽量戒烟。而长时间坐办公室工作、无运动习惯，也使竖脊肌变弱，需要检查脊椎负担是否过大。如果 1 个月后（发病后 6 周）疼痛仍无缓解迹象，可介绍去合作医院做腰椎 MRI，看是否有其他疾病。如果到时疼痛消失，则给开生活处方笺，以预防腰痛复发。

个人意愿

告知患者，诊断为腰椎间盘突出症伴坐骨神经痛；手术可消除坐骨神经痛，但难以立即消除腰痛；无论是手术还是做拉伸，1 年后 90% 的患者腰痛消失。对此，患者表示，"我又不是运动员，需要立即参加什么大赛之类的。如果手术治不了腰痛，就不做手术。但从早晨起床到晚上上床睡觉，一天到晚都困于腰痛，也很烦心。不能和朋友去踢五人室内足球（Futsal），也不能一起出去喝酒，只能每天下了班就直接回家。跟上司也说了，尽量不给安排国内、国外出差。"可以看出，患者希望早日回归正常生活，言语间流露出几分焦灼、无奈。

医患对话 ≫

首次门诊：与其手术，不如从戒烟和改变坐姿开始

👤 2 周前开始腰痛，但公司有些活儿只有我能干，只好勉强继续上班。现在还是腰痛，继续上班会恶化吗？

👨‍⚕️ 不会，绝对不会。有将腰痛的人随机分为静卧 2 周组和继续上班组进行比较研究，结果发现 3 个月后两组疼痛程度相同（见科学证据 No. 3）。可能的话，腰痛 48 小时后可以泡泡凉水澡，促使毛细血管收缩。只要不是太疼，就尽量不要静卧，尽可能坚持日常活动，这样反而容易尽早恢复（见科学证据 No. 2）。

👤 在网上查了一下，查到磁共振成像（MRI）可以看出腰椎间盘是否突出，我需要做吗？

👨‍⚕️ 即便是腰椎间盘突出伴坐骨神经痛，一般 6 周

后就不再疼痛。先等 1 个月看看，如果那时疼痛仍无缓解，再做 MRI 吧。

👤 有没有可能早诊断早手术，治疗效果更好呢？

👨‍⚕️ 没有那回事儿。如果 6–12 周后坐骨神经痛仍然持续，可以考虑做手术。手术可以消除坐骨神经痛，但对腰痛和相关障碍却无能为力。即便不做手术，1 年后 90% 的患者坐骨神经痛也会缓解（见科学证据 No.1），腰痛消失。先观察 1 个月再说吧。

👤 明白了。不过，不论是站还是坐，腰腿都疼，这也很烦人啊。有没有什么"万灵丹"，能去疼的？

👨‍⚕️ 遗憾的是，没有消除神经性疼痛的药物。有抗炎药可以用，但长期服用可能产生副作用，只能疼痛严重时偶尔使用。你好像吸烟吧，可否趁机戒烟呢？吸烟会使腰椎间盘的血流减少，不利于治疗，即便数月后腰痛完全治愈，也可能复发。复发的次数多了，就会转成慢性腰痛，也就是长期腰痛。腰痛和戒烟，你选哪一个呢？

👤 看来吸烟不只会引发肺癌啊。明白了，尽力戒烟吧。

👨‍⚕️ 你平时坐办公室工作，是怎样的坐姿呢？如果多弯腰驼背（图 1a），前方椎体会承受更大压力，腰椎间盘容易向后突出。如果身体稍微向后靠（图 1b），压力就会均匀分布在整个椎体上，腰椎间盘就不容易突出了。

🧑 好像弯腰驼背的时候多，以后一定注意。

👨‍⚕️ 站姿怎么样？在这儿站直了看一看，有点驼背。收下巴，挺胸，腰椎稍稍向前，这样就好。你还记得弯腰提自行车时的姿势吗？应该知道吧，(同时示范) 从地上提取重物时，要先蹲下再提，以免加大腰椎的负担。

🧑 嗯，这些情况好像都有，以后注意。

👨‍⚕️ 先戒烟和注意日常姿势吧，这是生活处方笺，咱们 1 个月后再见。

> **处方笺 1**
>
> （1）戒烟。
>
> （2）采用正确坐姿，减少腰椎负担。
>
> 直至 1 个月后门诊。

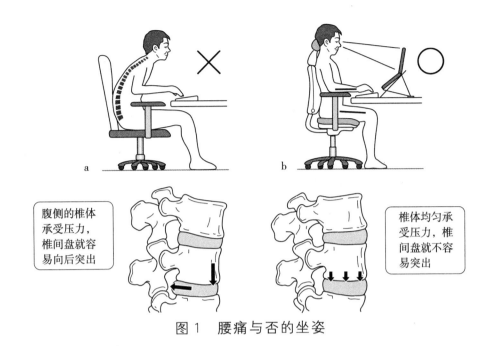

图 1 腰痛与否的坐姿

腹侧的椎体承受压力，椎间盘就容易向后突出

椎体均匀承受压力，椎间盘就不容易突出

1 个月后门诊：锻炼支撑脊柱的肌肉，增强柔韧性

腰还疼吗？

好多了，虽然还有点疼，但对工作、生活已没有太大影响。正在努力戒烟，平时也注意站姿、坐姿。

如果是肿瘤，疼痛会加剧，而有感染的话，则会发热。既然这些都没有，就继续观察，暂时不用做磁共振成像（MRI）。

👤 网上说锻炼腹肌、背肌可以减轻脊椎的负担，练了一下，感觉腰痛反而严重了，是怎么回事呢？

👨‍⚕️ 如果只练腹肌、背肌，髂腰肌等屈髋肌群就会变得僵硬，将脊椎向前拉，腰反而容易疼。近年来一般认为腰痛的人不适宜练腹肌、腰肌各 30 次之类的。

👤 是想起高中时在课外运动俱乐部做的腹肌、背肌锻炼，就做了。那该做什么样的运动呢？

👨‍⚕️ 腰痛、腰椎间盘突出的人，位于脊柱两侧、支撑脊柱的竖脊肌和使髋关节前屈、外旋的髂腰肌已变得僵硬。练习这幅图（图 2）所示的拉伸，行吗？

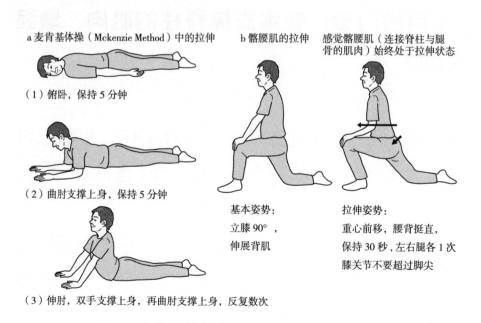

a 麦肯基体操（Mckenzie Method）中的拉伸

（1）俯卧，保持 5 分钟

（2）曲肘支撑上身，保持 5 分钟

（3）伸肘，双手支撑上身，再曲肘支撑上身，反复数次

b 髂腰肌的拉伸　感觉髂腰肌（连接脊柱与腿骨的肌肉）始终处于拉伸状态

基本姿势：
立膝 90°，
伸展背肌

拉伸姿势：
重心前移，腰背挺直，
保持 30 秒，左右腿各 1 次
膝关节不要超过脚尖

图 2　麦肯基体操中的拉伸和髂腰肌的拉伸

👤 好。这个在家里就可以练，不用专门去健身房了。

👨‍⚕️ 如果做的时候感觉腰部不适，就立即停止，因为肌肉的僵硬程度因人而异。可以每天睡觉前练，感觉肌肉拉伸了就可以，效果挺好的。

处方笺 2

（1）拉伸竖脊肌。

（2）拉伸髂腰肌。

直至 1 个月后门诊。

---

2 个月后门诊：拉伸竖脊肌，缓解肌肉紧张

👨‍⚕️ 腰痛缓解了吗？

👤 嗯，坐骨神经痛好了，日常生活没有问题，但还是感觉腰部僵硬。

👨‍⚕️ （触诊）确实，脊柱周围的肌肉显得紧张。可以做针刺治疗（见科学证据 No. 4），或者拉伸竖脊肌，就是支撑脊柱的那个肌肉，效果都不错。你想选哪个方法？拉伸在家里就可以做。

👤 还是在家里做拉伸吧。

🧑‍⚕️ 可以买瑜伽柱（图3a），家里有类似的东西也行，辅助做背部的拉伸（图3b）。通过强力压迫脊柱周围的肌肉，可缓解其紧张，消除腰痛。感觉肌肉处于拉伸状态就可以了，如果感觉异常疼痛，就立即停止。还可做平板支撑（Plank，图4），很简单的，在家里就可以做。平板支撑是锻炼躯干核心肌群的好办法，一定要试一下。

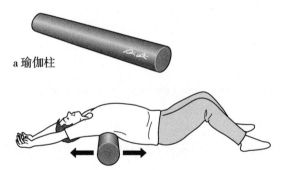

a 瑜伽柱

b 由上到下，又由下到上，用背部慢慢滚动瑜伽柱，彻底拉伸背肌

图3 竖脊肌的拉伸

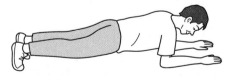

可均衡锻炼躯干前、后、左、右的核心肌群

图4 平板支撑

处方笺 3

（1）使用瑜伽柱拉伸竖脊肌。

（2）做平板支撑。

直至 1 个月后门诊。

3 个月后门诊：腰痛治愈后继续拉伸，防止复发

👨‍⚕️ 腰痛好了吗？

🧍 完全好了。昨天和朋友们去玩室内足球了，好久没玩这个了。

👨‍⚕️ 太好了！腰痛持续 3 个月以上，就是慢性腰痛了，有的甚至持续数年。药物即便有效，长期服用也会损害肾功能，或者引发胃溃疡，出现并发症。有的不得不长期接受针刺疗法，或者进行心理治疗，非常辛苦。这样的慢性腰痛患者，我见得太多了。针刺疗法有效，可长期进行，但经济负担也不小。而锻炼腰腿肌肉，使脊柱周围的肌肉充分支撑脊柱，可有效预防腰痛复发（见科学证据 No. 5、

No. 7)。心理疗法中正念减压法也有效（见科学证据 No. 6）。你还在继续练拉伸吗？

近来腰没痛，有点偷懒了。

这很危险啊！有一就有二，不坚持运动，也许很快就复发。坚持运动，腰痛复发的风险就可减半。好不容易治好了，一定要坚持练啊。

好，不用吃药、手术，只做简单的拉伸腰痛就治好了，我是切身感受到的。人总是容易好了伤疤忘了疼，以后一定不再偷懒了，今天起就重新开始练。

科学证据

No. 1　腰椎间盘突出症伴坐骨神经痛，手术有效吗

　　以出现腰椎间盘突出症伴严重坐骨神经痛 6-12 周的患者 283 名为受试者，将其随机分为早期手术组和观察组（仅限症状恶化时手术），在历时 1 年的追踪调查中发现，与观察组相比，手术组坐骨神经痛缓解更快，但在主要评价项目功能障碍和疼痛程度上，两组无显著差异（图 5）。

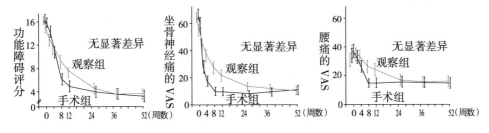

图 5　椎间盘突出症的手术效果

注：(1) 功能障碍评分（Disability Score），VAS（Visual Analogue Scale，视觉模拟评分）。

(2) 据 Peul WC, et al. Surgery versus prolonged conservative treatment for sciatica. N Engl J Med 356: 2245-2256, 2007.

No. 2　急性腰痛是静卧还是坚持活动

　　将急性腰痛患者 186 名随机分为三组：一组为静卧组，卧床 2 日；一组为运动组，进行腹肌、背肌等的腰部运动；一组为日常活动组，在疼痛允许范围内进行日常活动。分别在 3 周、12 周后进行评价，结果发现，在疼痛允许范围内坚持日常活动的人恢复得最快，具体如表 1 所示。

表 1　腰痛后静卧、运动、日常活动的效果比较

	静卧 2 日 （67 人）	腰部运动 （52 人）	日常活动 （67 人）
休息天数	7.5	5.7	4.1
疼痛天数	15.0	20.0	14.0
成本（美元）	234	397	168

注：据 Malmivaara A, et al. The treatment of acute low back pain—bed rest, exercises, or ordinary activity? N Engl J Med 332：351-355，1995.

No. 3　急性腰椎间盘突出症应静卧吗

　　以急性腰椎间盘突出症伴坐骨神经痛，且无紧急手术指征的患者 186 人为受试者，将其随机分为卧床 2 周的静卧组（2 周后开始日常活动）和日常活动组，分别在 2、3、12 周后进行观察。结果发现，在 2 周后，静卧组缓解率为 70%，日常活动组为 65%，而在 12 周后，两组的缓解率都为 87%。

注：据 Vroomen PC, et al. Lack of effectiveness of bed rest for sciatica. N Engl J Med 340：418-423，1999.

No. 4　对慢性腰痛，针刺疗法有效吗

　　将慢性腰痛（平均 8 年）患者 1 162 名随机分为三组：一组为针刺组，深刺穴位；一组为伪针刺组，不刺穴位或

刺穴位的浅表部位；一组为一般治疗组。6个月后发现，疼痛程度缓解到 2/3 的患者分别为 47.6%、44.2%、27.4%，具有临床意义。需要注意的是，未针刺穴位的患者，腰痛也有所缓解。

注：据 Haake M, et al. German Acupuncture Trials (GERAC) for chronic low back pain: randomized, multicenter, blinded, parallel-group trial with 3 groups. Arch Intern Med 167: 1892-1898, 2007.

No. 5 对慢性腰痛，可做拉伸、肌肉训练吗

将慢性腰痛持续 12 周以上的患者随机分为运动组、非运动组进行 43 个对照试验，对其结果进行荟萃分析，显示拉伸对缓解腰痛最有效，而要改善腰椎功能则需增强肌力（图6）。

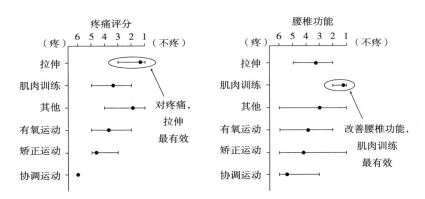

图 6 拉伸、肌肉训练对腰痛、腰椎功能康复的效果

注：(1) 疼痛评分 (Pain Score)。

(2) 据 Hayden JA, et al. Systematic review: strategies for using exercise therapy to improve outcomes in chronic low back pain. Ann Intern Med 142: 776-785, 2005.

No. 6　慢性腰痛治疗法的效果比较

　　将慢性腰痛（平均7年）患者342名随机分为正念减压疗法（MBSR）组、认知行为疗法（CBT）组、一般治疗组三组，半年后以罗兰莫里功能障碍问卷表（Roland-Morris Disability Questionnaire）和主观腰痛评价量表（Back Pain Functional Scale, BPFS）评价疼痛是否缓解30%以上（有临床意义）（表2）。结果发现，在功能障碍评分上，MBSR组、CBT组疼痛缓解30%以上的患者都为60%左右，一般治疗组为40%以上，而在主观腰痛评分上，MBSR组、CBT组疼痛缓解30%以上的患者都达40%以上，一般治疗组则为20%以上。此外，MBSR组1年后效果仍持续，显然比CBT、一般治疗有效。

表2　慢性腰痛治疗法的临床意义

| | | （疼痛缓解30%以上人数比例）比较 | | | |
		一般治疗（%）	MBSR（%）	CBT（%）	P值
Roland-Morris 功能障碍评分	26周	44.1	60.5	57.7	0.04
	52周	48.6	68.6	58.8	0.01
主观腰痛评分	26周	26.6	43.6	44.9	0.01
	52周	31.0	48.5	39.6	0.02

注：据Cherkin DC, et al. Effect of Mindfulness-Based Stress Reduction vs Cognitive Behavioral Therapy or Usual Care on Back Pain and Functional Limitations in Adults with Chronic Low Back Pain: A Randomized Clinical Trial. JAMA 315: 1240-1249, 2016.

No. 7　预防腰痛复发

有比较运动，使用医用护腰带、矫正鞋垫的腰痛复发预防效果的随机对照试验，对结果进行的荟萃分析发现，只有运动有效，可使腰痛复发风险降低 45%[4]。

参考文献

1. Deyo RA, et al. CLINICAL PRACTICE. Herniated Lumbar Intervertebral Disk. N Engl J Med 374：1763-1772，2016.

2. Abdelilah el Barzouhi A, et al. Magnetic resonance imaging in follow-up assessment of sciatica. N Engl J Med 368：999-1007，2013.

3. Mathieson S, et al. Trial of Pregabalin for Acute and Chronic Sciatica. N Engl J Med 376：1111-1120，2017.

4. Steffens D, et al. Prevention of Low Back Pain：A Systematic Review and Meta-analysis. JAMA Intern Med 176：199-208，2016.

12 肩痛（肩袖炎）

往橱柜高处放盘子，肩痛

CASE

主　诉　往橱柜高处放盘子，肩痛。

病　史　女，61岁。1年前右肩开始使不上劲，感觉不舒服。取、放橱柜高处的盘子时，右肩上外侧感觉针刺样疼痛，然后三角肌也会疼。穿衣服也会疼，活动右肩时有弹响。刚开始时偶尔疼痛，近来疼痛加剧，睡觉时不小心翻到身体右侧，会疼醒且无法再次入睡。感觉右肩沉重，使不上劲。无既往史。

诊疗背景 ≫

诊疗要点

无肌肉萎缩，也无压痛部位，但右臂平举后外展 90°时疼痛强烈，慢慢内收时疼痛更甚，手臂会不由自主落下。综合其他所见，诊断为肩袖炎[1,2]。肩袖（回旋肌套）由肩胛下肌、冈上肌、冈下肌、小圆肌的肌腱构成，其上有肩峰下滑囊，肩袖包绕在盂肱关节周围，肩峰下滑囊在生理状态下为肩部提供一个滑动机制，帮助动作顺利完成，二者位于肱骨头与肩峰的间隙间（图1a）。手臂外展时，如果肩峰下滑囊、肩袖被压进肱骨头与肩峰之间，会出现疼痛、功能障碍，这就是肩袖炎，也是门诊发现肩痛最多的病症。致病原因包括：①长期画画、游泳、打网球等，肩部的负担反复加重；②随着年龄增大，构成肩袖的肌肉萎缩，肱骨头被向上牵拉，容易与肩峰产生摩擦；③随着年龄增大，肩峰

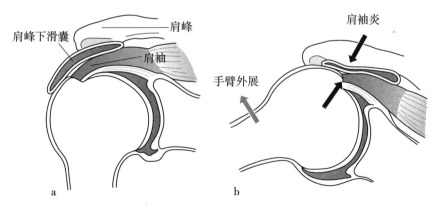

图 1　肩袖受压与肩袖炎

与肱骨头之间的间隙变窄。

肩袖炎症状长期持续（至少 4 年），肌腱和滑囊受压、摩擦，就会出现炎症，甚至肌腱断裂（图2）。最初是冈上肌受损，然后逐渐出现肩胛下肌、冈下肌损伤。

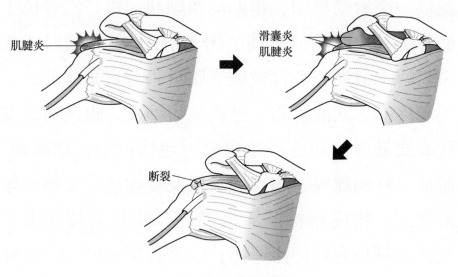

肌腱炎　　　　　　　　　　　滑囊炎
　　　　　　　　　　　　　　肌腱炎

断裂

图 2　肩袖炎的后果

循证治疗

△ **手术**　对手术及保守治疗的随机对照试验结果进行的荟萃分析发现，在消除疼痛上，两者并无差异，尽管证据有限[3]。

△ **甾体类药物（Steroid）局部注射**　从甾体

类药物局部注射及训练治疗的随机对照试验中发现，1年后在疼痛上两者并无差异（见科学证据No. 1）。

△ **非甾体类抗炎药（NSAIDs）** 对甾体类药物、非甾体类抗炎药的随机对照试验结果进行的荟萃分析发现，在缓解肩袖炎的疼痛上，两者效果相同，但对粘连性肩周炎，即"五十肩"，甾体类药物可有效消除疼痛[4]。

循证生活

◎ **肩的牵张反射运动** 手术风险是通常肩颈体操的1/8。

从肩的牵张反射运动及通常肩颈体操的随机对照试验中发现，前者效果尤为显著[5]。所谓牵张反射运动，就是先收缩支撑肩关节的肌肉，然后再慢慢用力伸展。而贴膏药、体外冲击波治疗、激光治疗等由于缺少高质量的科学证据，最好与运动同时进行[4]。

个人史

患者与丈夫共同生活。3 年前退休，其后体重增加了 3 kg 左右（BMI = 25.5）。不吸烟，基本不饮酒。上学时游泳，工作后无运动习惯。

诊疗策略

不是由外伤导致的急性症状，所以不是手术的适应证。该患者的肩痛无明显诱因，是逐渐发展而来的，从症状来看，是肩袖炎，但肌腱尚未断裂。如果任由发展，则数年后肌腱可能断裂。可先利用肩周围肌肉的牵张反射，在家做矫正运动。

个人意愿

告知患者，诊断为肩袖炎，且讲解其症状、成因，并作以下说明：①手术或甾体类药物局部注射，都可缓解疼痛，但与肩周围肌肉训练的效果相差无几；②肩周围肌肉训练可在门诊学，回家自己练，很简单，即没有必要去专科医院接受指导或在健身房做；③可先服用止痛药或贴膏药止痛，直至疼痛消失；④还有激光治疗、体外冲击波治疗等，但本院尚未开展这些疗法。对此，患者表示，"已经退休了，时间充裕，可以在家慢慢锻炼、自我保健。经常用的碗、盘之类的放到橱柜低的几层就可以了，日常生活不会受太大的影响。"于是决定每月学一种肌肉训练方法，先看效果。

医患对话 ≫

首次门诊：在家里胳膊画圈

如图（图3），胳膊下垂，画圈，直径如脚长即可，顺时针逆时针各10圈，左右胳膊都做，每日1次。症状缓解后，画的圈要逐渐加大。注意，胳

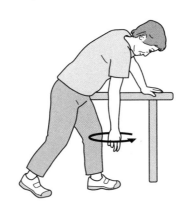

图3　胳膊画圈

膊要下垂，不要使劲。等疼痛完全消除，可以手持0.5-2 kg 的重物如瓶装矿泉水等反复画圈。

处方笺 1

　　胳膊画圈，反复进行。

　　直至 1 个月后门诊。

1 个月后门诊：在家里做毛巾操

🧑‍⚕️ 怎么样，肩痛好点了吗？

🧑 一点点好转，现在不疼了。

🧑‍⚕️ 这个月再加上毛巾操吧，练拉伸。就像用毛巾搓后背一样（图4），两手持毛巾上下移动，再左右拉伸，1 日 10-20 次。

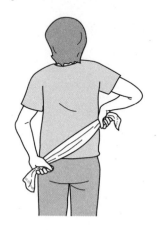

图 4　毛巾操

处方笺 2

（1）两手持毛巾在背后上下移动。

（2）两手持毛巾在背后左右拉伸。

直至 1 个月后门诊。

2 个月后门诊：在家练手指爬行

👤 运动虽然简单，但很有效，疼痛在一点点消失。

👨‍⚕️ 这个月再加上手指爬行吧。抬手至肩高，食指中指交替向上爬行至能到达的最高处，再向下爬行至肩高（图 5），然后同理左右横向爬行。每天左右胳膊各练习 10–20 次。

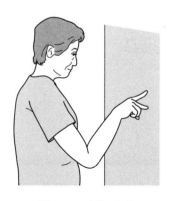

图 5　手指爬行

处方笺 3

手指爬行。

直至 1 个月后门诊。

---

3 个月后门诊：在家练肩部的拉伸

肩痛基本消失了。

真好！咱们再加上肩部的拉伸吧（图 6）。将胳膊置于一定高度的桌子上，双膝稍稍弯曲下蹲，从而拉伸肩部。也可一只手握另一侧肘，胳膊上抬、下落。每天左右胳膊各练习 10-20 次。

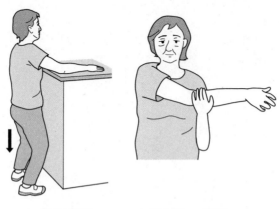

a 使用桌子　　　b 手握另一侧肘

图 6　肩部的拉伸

处方笺 4

肩部的拉伸。

直至 1 个月后门诊。

4 个月后门诊：肩周围肌肉训练，预防复发

🧑 大大好转了。往高处放盘子，肩也不疼了。

👨‍⚕️（做肌力检查）确实好多了。为预防复发，再强化肩部的肌力吧。可以用弹力圈在家里练（图 7），是很好的肌肉训练。

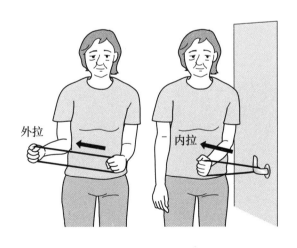

图 7　肩周围肌肉的训练

处方笺5

用弹力圈进行肩周围肌肉训练。

直至1个月后门诊。

5个月后门诊

近来身体变好了，我重新开始游泳了，有几十年没游了吧。慢慢游，肩也不会痛了。

科学证据

No. 1　肩关节局部注射甾体类药物有效吗

将肩袖炎患者 104 人随机分为甾体类药物局部注射组和拉伸、肌肉训练组，评价 1 年间的疼痛程度。甾体类药物最多注射 3 次，各间隔 1 个月以上，而训练组由理疗师进行共计 6 次的拉伸和简单的肌肉训练指导，其后由患者自己在家里练习。结果发现，在缓解疼痛程度上，注射组与训练组相差无几（图 8）。

No. 2　对慢性肩袖炎，肩部的运动疗法有效吗

将保守治疗 6 个月以上无效的慢性肩袖炎患者 102 人随机分为牵张反射运动组和非特异运动组，同时进行历时 12 周的指导训练和自主训练。所谓牵张反射运动，就是指针对肩袖炎，专门利用肩袖和肩胛骨周围肌肉的牵张反射进行的矫正运动，而非特异运动则指通常的颈肩体操。结果发现，牵张反射运动能明显缓解肩痛，改善肩关节的功能，手术风险也大幅度降低（比值比 OR 为 7.7，P<0.001）。

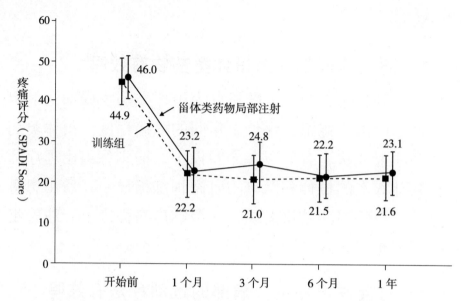

图 8　甾体类药物局部注射与拉伸＋肌肉训练的效果比较

注：（1）肩关节疼痛和功能障碍指数（Shoulder Pain and Disability Index，SPDI）量表。

（2）据 Rhon DI, et al. One-year outcome of subacromial cortico-steroid injection compared with manual physical therapy for the management of the unilateral shoulder impingement syndrome：a pragmatic randomized trial. Ann Intern Med 161：161−169，2014.

参考文献

1. Beach H, et al. VIDEOS IN CLINICAL MEDICINE. Clinical Examination of the Shoulder. N Engl J Med 375：e24, 2016.

2. Matsen FA 3rd. Clinical practice. Rotator-cuff failure. N Engl J Med 358：2138−2147, 2008.

3. Saltychev M, et al. Conservative treatment or surgery for shoulder impingement：systematic review and meta-analysis.

Disabil Rehabil 37: 1-8, 2015.

4. Steuri R, et al. Effectiveness of conservative interventions including exercise, manual therapy and medical management in adults with shoulder impingement: a systematic review and meta-analysis of RCTs. Br J Sports Med 51: 1340-1347, 2017.

5. Holmgren T, et al. Effect of specific exercise strategy on need for surgery in patients with subacromial impingement syndrome: randomised controlled study. BMJ 344: e787, 2012.

13 膝痛（膝关节炎）

上下阶梯时膝痛

CASE

主　诉　上下阶梯时膝痛。

病　史　女，59 岁，身高 155 cm、体重 63 kg、BMI＝26.2。1 年前左膝承重时出现强烈的刺痛，半年前右膝也出现相同症状。渐渐地疼痛加剧，次数也增多，上下阶梯时更明显。从椅子上起身时也疼。蹲下时膝关节沙沙作响，有时甚至感觉里面像有小石子卡住了似的。上周下阶梯时膝关节打软，差点滚落下去。近 2 年体重增加了 5 kg。

诊疗背景 ≫

诊疗要点

检查（见 Column 膝的特殊检查）发现轻度关节炎伴随半月板损伤，X 光片未见关节间隙变窄、骨刺，属于膝关节炎的初期症状。

循证治疗

针对膝关节炎，治疗方法包括：

△ **非甾体类抗炎药** 可消除疼痛，恢复功能，以扶他林（Voltaren）为代表的双氯芬酸钠（Diclofenac Sodium）最有效，但长期服用可能出现消化性溃疡、肝肾功能障碍等严重副作用[1]。

△ **氨基葡萄糖（Glucosamine）＋硫酸软骨素（Chondroitin）** 无临床效果[2]。

△ **超声波治疗** 无临床效果[3]。

△ **针刺疗法** 无临床效果[4]。

△ **膝关节置换术（中重度）** 可缓解疼痛，但有严重副作用[5]。

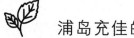
针对半月板损伤，治疗方法有：

△ **关节镜下部分半月板切除术**　无临床效果（见科学证据 No. 1）。

循证生活

◎ **饮食法**　通过饮食减重 10%，可大大缓解由膝关节炎所致的膝痛。

◎ **运动**　饮食法＋运动效果更好（见科学证据 No. 2），尤其是与肌力训练、拉伸、有氧运动组合可有效缓解疼痛，恢复膝关节功能[6]。

◎ **矫正鞋垫**　O 型腿（膝内翻）的膝关节炎患者使用外侧厚的矫正鞋垫可消除疼痛[7]。

膝关节炎患者还可以在游泳池里做水中有氧体操（不是游泳），效果也不错。

个 人 史

患者家从事农业。采收蔬菜、水果以及搬运、装箱时需要不停地蹲下、起立。近来难以胜任农活，已交由儿子、儿媳经营、打理。闲下来后多待在家里边吃零食边看电视。几乎不在外面吃饭，主食多为白米饭。住平房，在家里不用上下楼梯，卫生间使用马桶。外出购物时开车，几乎不怎么走路。

诊疗策略

即便是没有膝痛的人，进行磁共振成像（MRI）检查，也多会发现半月板损伤[8]。当饮食法、运动干预不见效时，再进行 MRI 检查也不迟。患者由于年龄增长、超重、日常生活中多搬运重物屈伸膝关节而致的软骨磨损，加上近来不再干农活而多待在家里，因此出现体重增加和废用性肌肉萎缩、肌力下降，这些都使膝关节炎的症状变得明显。"膝痛，不运动"，两者形成恶性循环。

可先减轻体重，减轻膝关节的负担，再针对 O 型腿使用矫正鞋垫消除其对膝关节内侧的过大负担。等膝痛消除，再锻炼共同支撑膝关节的股四头肌和腘绳肌等，并做拉伸运动，增强身体的柔韧性、平衡性、肌力。

个人意愿

告知患者，从病程和检查来看，是轻度的膝关节炎伴随半月板损伤；手术适应证为中度以上，且可能出现较严重的并发症；长期服用药物，也可能出现严重副作用。对此，患者表示，"希望尽量不做手术不吃药进行治疗。每天膝痛，确实让人烦，不过马上就 60 岁了，想来也到年龄了吧。"还表示，要是膝痛缓解，想跟处得好的邻居一起进行国内旅游，但打针、吃营养补充剂、超声波治疗都得花钱，最好是在家里用简单的方法自己锻炼。可见，患者的近期目标是治好膝痛，出去旅游，而为了攒去旅游的钱，不花钱治疗更好。

医患对话 ≫

首次门诊：减体重，减轻膝关节负担

👤 每次迈步，单膝承受的重量是体重的 1.5 倍，上下阶梯是 2-3 倍，而蹲位是 4-5 倍。如果经常

上下阶梯或蹲着干农活，膝关节的负担就会格外大。要减轻膝关节的负担，就从减重开始吧。

👤 好。

👨‍⚕️ 喜欢吃糙米、杂粮吗？

👤 嗯，都喜欢吃。

👨‍⚕️ 那就把白米饭改为糙米饭、杂粮饭，行吗？

👤 好的。

👨‍⚕️ 再就是减少吃零食的次数，减重就更容易了。不是完全不吃，可以改为吃水果、坚果等。

👤 好，等膝盖好了，就可以出去旅游。为了这个目标，也要努力。

👨‍⚕️ 上下阶梯困难，走平路没问题吧？不干农活了，大多数时间待在家里看电视，体重难免增加。可不可以上午、下午各出门散步一次？

👤 明白了，要多活动。

👨‍⚕️ 一天可以走多长时间呢？

👤 接送孙子上幼儿园改为走路吧。以前还干农活呢，想来1天走2-3小时应该没问题。

👨‍⚕️ 一下加大运动量膝痛可能加剧，刚开始时每天走30分钟吧。

处方笺 1

（1）不吃白米饭，改吃糙米饭、杂粮饭等。

（2）不吃零食等，改吃水果、坚果。

（3）每天散步 30 分钟。

直至 1 个月后门诊。

1 个月后门诊：使用矫正鞋垫，缓解走路膝痛

👨‍⚕️ 1 个月减了 3 kg，太了不起了。

🧑 嗯，待在家里，容易不知不觉就吃上零食，就尽量多在外面走。刚开始时 1 天走 30 分钟，现在 1 天走 1 小时。

👨‍⚕️ 是吧，那膝痛吗？

🧑 走 1 个小时可能累着了吧，就会膝痛。不过，上下阶梯没那么困难了。

👨‍⚕️ 好，站起来我看一看？（望诊）双膝并不拢啊，有点 O 型腿。看一下鞋底？外侧磨损很严重。用矫正鞋垫吧，尤其是外侧厚的鞋垫，可减轻内侧膝

关节的负担，使膝关节负重均衡，从而缓解疼痛。如今可定制鞋垫的店越来越多，这附近地铁站前的鞋店就可以，要不要试一下?

处方笺 2

使用矫正鞋垫。

直至 1 个月后门诊。

2 个月后门诊：充分拉伸腰腿，预防膝痛

减了 7 kg，做得很好啊。是怎么做到的?

因为用了矫正鞋垫吧，走 1 个小时以上也不会膝痛了。天气好时一般走 2 小时左右。

来，站在那里不屈膝，手指触地看一看。(看患者做) 大腿后的肌肉（腘绳肌）显得僵硬呀。再来，在这个低椅子上坐下，不用手扶能站起来吗?(看患者起身困难) 大腿前面的肌肉（股四头肌）力量也相当弱啊。大腿前面有四条肌肉，称为股四头肌，如果外侧三条肌肉的力量大于内侧的肌肉（股内侧

肌），屈膝时髌骨就会被拉向外侧，从而导致 O 型腿和膝痛。大腿的肌肉还和臀部、腹部肌肉一起运动。可以充分拉伸腰腿，均衡地增强肌肉力量。教你怎么做拉伸吧，每天睡觉前做一下（图1）。

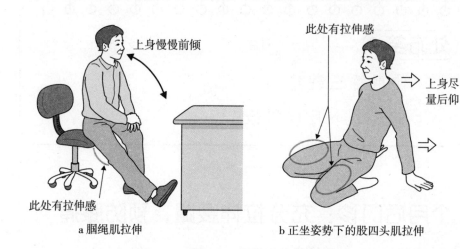

a 腘绳肌拉伸   b 正坐姿势下的股四头肌拉伸

图1　腘绳肌、股四头肌的拉伸

注：正坐姿势要求：①两大脚趾相扣；②两脚跟尽量分开，两膝盖男子分开一拳，女子并拢；③手自然置于身后，手指并拢，肘伸直；④肩下沉，背挺直，缓慢呼吸。——译注

处方笺 3

　　每天在家里做腘绳肌、股四头肌的拉伸。直至1个月后门诊。

3 个月后门诊：锻炼股四头肌、股内侧肌

👨‍⚕️ 膝痛好了吧？

🧑 嗯，多谢啊，几乎不疼了。

👨‍⚕️ 这就好，可稍微放心了。再教你股四头肌、股内侧肌的训练吧，在家里就可以做（图 2）。1 周两次，试一下？

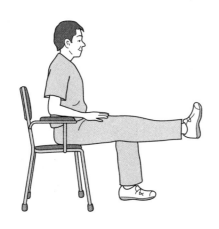

坐姿，直抬腿，放下，左右各10次，共做3组

a 股四头肌的训练

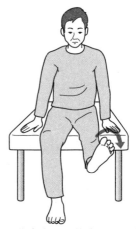

直抬腿至座位高度，再外旋，可锻炼股内侧肌，矫正O型腿，减轻膝关节负担

b 股内侧肌的训练

图 2　股四头肌、股内侧肌的训练

> **处方笺 4**
>
> 在家里做股四头肌、股内侧肌的训练，1 周 2 次以上。
>
> 直至 1 个月后门诊。

4 个月后门诊

🧑 感觉一身轻了。膝痛好了，走路速度几乎不输年轻人。

👨‍⚕️ 这样的话，就可以出门旅游了，再也不用担心膝痛拖后腿了。

🧑 对呀。这就去跟朋友商量，看什么时候出去旅游。

科学证据

No. 1　半月板损伤，需要做手术吗

将半月板损伤（据 X 光片诊断，无关节炎）患者 140 名随机分为两组，一组为运动组，由理疗师指导运动 12 周；另一组实施关节镜下部分半月板切除术。历时 2 年的追踪调查发现，在膝痛程度、功能表现上两组无差异，但运动组可见肌肉力量增强。中度关节炎患者的表现也相同（图 3）。

No. 2　对膝关节炎，饮食疗法和运动疗法，哪个更有效

将 55 岁以上患有膝关节炎的超重、肥胖患者 454 人随机分为三组：一组为饮食组，通过饮食法减重 10%；一组为运动组；一组为饮食 + 运动组。历时 18 个月的追踪调查发现，饮食 + 运动组的膝关节功能、疼痛改善明显（图 4）。

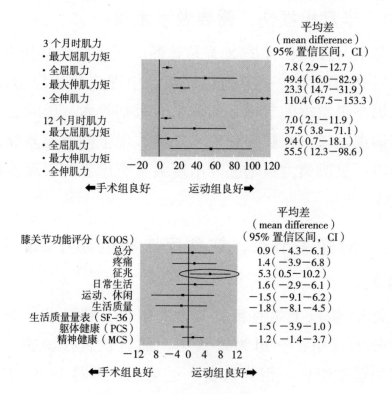

图 3　手术与运动的效果比较

注：(1) 据 Kise NJ, et al. Exercise therapy versus arthroscopic partial meniscectomy for degenerative meniscal tear in middle aged patients: randomised controlled trial with two year follow-up. BMJ 354: i3740, 2016.

(2) 据 Katz JN, et al. Surgery versus physical therapy for a meniscal tear and osteoarthritis. N Engl J Med 368: 1675－1684, 2013.

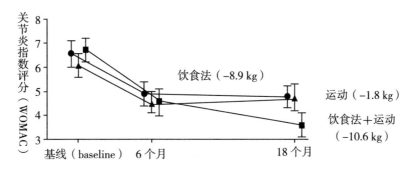

图 4　饮食、运动对膝关节炎的改善效果

注：据 Messier SP, et al. Effects of intensive diet and exercise on knee joint loads, inflammation, and clinical outcomes among overweight and obese adults with knee osteoarthritis: the IDEA randomized clinical trial. JAMA 310: 1263−1273, 2013.

参考文献

1. da Costa BR, et al. Effectiveness of non-steroidal anti-inflammatory drugs for the treatment of pain in knee and hip osteoarthritis: a network meta-analysis. Lancet 390: e21−e33, 2017.

2. Clegg DO, et al. Glucosamine, chondroitin sulfate, and the two in combination for painful knee osteoarthritis. N Engl J Med 354: 795−808, 2006.

3. Rutjes AW, et al. Therapeutic ultrasound for osteoarthritis of the knee or hip. Cochrane Database Syst Rev. 2010 Jan 20; (1): CD003132.

4. Foster NE, et al. Acupuncture as an adjunct to exercise based physiotherapy for osteoarthritis of the knee: randomised controlled trial. BMJ 335: 436, 2007.

5. Skou ST, et al: A Randomized, Controlled Trial of Total Knee

Replacement. N Engl J Med 373: 1597−1606, 2015.

6. Uthman OA, et al. Exercise for lower limb osteoarthritis: systematic review incorporating trial sequential analysis and network meta-analysis. BMJ 347: f5555, 2013.

7. Parkes MJ, et al. Lateral wedge insoles as a conservative treatment for pain in patients with medial knee osteoarthritis: a meta-analysis. JAMA 310: 722−730, 2013.

8. Englund M, et al. Incidental meniscal findings on knee MRI in middle-aged and elderly persons. N Engl J Med 359: 1108−1115, 2008.

Column 膝的特殊检查

首先来看膝痛的部位（图5）。

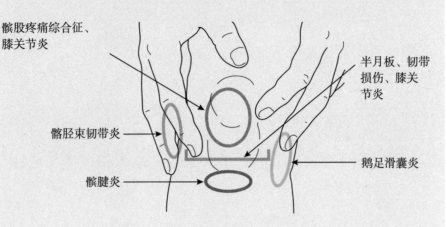

髌股疼痛综合征、
膝关节炎

半月板、韧带
损伤、膝关
节炎

髂胫束韧带炎

鹅足滑囊炎

髌腱炎

图5 膝痛的部位及疾病名称

髌股疼痛综合征（图6a） 取如图姿势（箭步，Lunge），如果膝盖疼痛弯不下去，就可诊断为髌股疼痛综合征，一般称为跑步膝（Runner's knee）。运动多的人容易患此病，因膝痛就诊的患者也多为此病。如果是长期跑步导致，可暂时改为骑自行车、游泳等膝关节负担小的运动，等膝痛消失了再跑。

膝关节炎（图6b） 俯卧，被动屈膝到最大程度时如果感觉有抵抗、疼痛，可怀疑是膝关节炎。如果仅有髌股疼痛综合征，则此检查呈阴性。

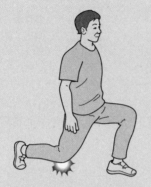

a 髌股疼痛综合征

屈膝，腰背挺直尽量下沉时，膝痛强烈

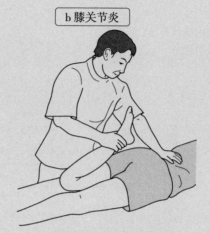

b 膝关节炎

被动屈膝到最大程度时有抵抗、疼痛，怀疑并发膝关节炎

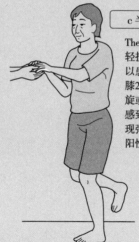

c 半月板损伤

Thessaly试验：患者轻扶检查者双手，以患肢站立，屈膝20°，身体内旋或外旋。患者感到膝痛或者出现弹响声，即为阳性

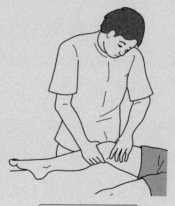

d 前交叉韧带断裂

Lachman试验：患者仰卧稍屈膝，检查者用一只手固定大腿，另一只手试图向前推胫骨，胫骨相对于股骨有可察觉的移位，若超过3 mm 即为阳性

图6 膝关节的特殊检查

半月板损伤（图 6c） 如果膝部肿胀，沿膝关节缝疼痛，可怀疑是半月板损伤。如果 Thessaly 试验为阳性，则可诊断为半月板损伤。

前交叉韧带断裂（图 6d） 年轻人在运动（打篮球、踢足球、滑雪等）中受伤后出现症状，以 Lachman 试验可诊断。

14 轻度认知障碍

最近老健忘

CASE

主　诉　最近老健忘。

病　史　男，67 岁，公司社长。主诉健忘：记不住日程安排，需要秘书提醒；经常忘记会议内容，很多事都需要记在日程本上；近两年日益恶化，但重要的事不会忘。日常生活未受影响，也能开车。给看 4 个单词，让再说出来，花的时间稍长。体检发现听力轻度下降，体重、血压、血糖、血脂无异常。

诊疗背景 ≫

诊疗要点

　　轻度认知障碍（Mild Cognitive Impairment,

MCI）是介于正常与痴呆综合征之间的情形，65岁以上人群中发病率占 10%–20%。任谁都有健忘的时候，但 MCI 是一直以来记得住的事，比如约会时间、地点，电话、会议的内容等也记不住了。日常生活、工作一般也能完成，只有家人、秘书等平时近距离相处的人才可能察觉到患者的细微变化。如果任由发展到痴呆综合征，则日常生活也会受到影响。即便不进行认知功能测试，进行载脂蛋白 ε4（APOE ε4）等位基因、磁共振成像（MRI）、正电子发射计算机断层显像（PET）等特殊检查，该患者也可诊断为 MCI。

循证治疗

抗痴呆综合征药物　药物不能阻止轻度认知障碍向阿尔茨海默病发展[1]。阿尔茨海默病是抗痴呆综合征药物的适应证，但也只能使认知功能下降延缓数月，无治愈效果[2]。

循证生活

◎ **饮酒**　若每周饮含酒精 5% 的啤酒 4 瓶

（500 ml/瓶）或含酒精 12% 的葡萄酒 1 瓶（750 ml/瓶）、含酒精 15% 的日本酒 4 合（每合为 180 ml）、含酒精 20% 的日本烧酒 2.5 合、含酒精 40% 的威士忌双杯加水 4 杯（原酒 60 ml/杯）以上，海马萎缩风险上升 3~6 倍（见科学证据 No. 1）。

◎ **健康饮食** 推荐 MIND（俗称护脑）饮食，即绿色蔬菜、蓝莓、橄榄油、鱼、坚果、豆类、全麦粉、葡萄酒（每日 1 杯 120 ml），阿尔茨海默病发病风险下降 53%（见科学证据 No. 3）。

◎ **睡眠** 每天熟睡 7 小时以上，阿尔茨海默病发病风险下降 40%[3]。

◎ **社交** 阿尔茨海默病发病风险下降 30%。认识的人越多，越不容易发展成痴呆综合征[4]。

◎ **过劳** 每周工作 49 小时以上，阿尔茨海默病发病风险上升 10%[5]。

◎ **认知功能训练** 定期运动、有氧运动＋举重训练、控制体重、药物治疗等，尚无明确科学证据显示对阿尔茨海默病发病风险有无影响[6]。

◎ **慢性疼痛** 有慢性疼痛，痴呆综合征发病风险上升 2.2%[7]。

痴呆综合征的风险因素中，低学历、高血压、肥胖、听力下降、吸烟、抑郁、运动不足、社会孤立、糖尿病等因素若改善，则有可能降低痴呆综合症发病风险[8]，而且其中一些因素与心血管疾病的风险因素相同。有试验将受试者随机分为高度干预组和一般治疗组两组，高度干预组所采取的措施包括建议改善饮食结构，甚至服药等将体重、血压、血糖等控制在正常范围。其历时 6 年的追踪调查发现，高度干预组和一般治疗组的痴呆综合征发病风险相同[9]。美国类似的研究则发现，肥胖、糖尿病在增多，而痴呆综合征的发病风险在下降[10]。由此可以看出，仅仅控制血压、肥胖、血糖、血脂等心血管疾病风险因素未必能预防痴呆综合征。尽管随机对照试验没有发现预防痴呆综合征的明显证据，但近年来也有一些饶有意义的结论（见科学证据 No. 1、No. 2、No. 3）。

个 人 史

患者大学毕业后就一心忙于工作，没有定期运动的习惯。几乎每天都聚餐或在餐馆里饮酒，每周平均饮威士忌等 10-15 杯。工作忙，周工作时间约 50 小时。一般晚上 10 点后才回到家里，就寝多在凌晨 2 点左右，而黎明时分起夜后就睡不着了。不吸烟，独身。

诊疗策略

67 岁且身为公司老板，责任重，睡眠不足加饮酒等不良生活方式，可能导致认知功能下降。可定期运动，争取无需服用安眠药也能充分睡眠，日常作息需规律。酒精有兴奋作用，妨碍深度睡眠，最好戒酒。

个人意愿

告知患者，诊断为轻度认知障碍。患者表示，"在 30 多岁时创立现在的公司，一直发展顺利，但约从 10 年前开始产品卖得不太好。想等经营状况稍微好转后将公司传给继任者，自己退休。还有几年就会发展成痴呆综合征呢？"针对患者的担忧和误解，笔者表示，"虽然有认知障碍的字眼，但并不是所有认知障碍都会发展成痴呆综合征，影响日常生活的。每年有 15%，或者最终有 70% 的轻度认知障碍会发展成阿尔茨海默病。换言之，也有30% 的人不会发展成阿尔茨海默病，会恢复正常。可改变生活方式，将容易导致阿尔茨海默病的因素剔除。"因此应首先尊重患者重振公司的愿望，再在了解患者日常生活的基础上，将影响认知功能的不良因素一一消除。

医患对话 ≫

首次门诊：饮酒会降低睡眠质量，加重健忘

⚕ 你好像晚上睡得不好。只有晚上熟睡 7 小时以上，才能维持记忆力。实际上，针对 7 万人的调查数据进行的荟萃分析发现，像你这样的睡眠时间，健忘症风险上升近 4 倍，阿尔茨海默病发病风险也上升 60%[3]。为什么睡不着呢？

👤 还是工作压力大啊。有各种事情要操心、担心，不依赖酒精、药物，根本睡不着。

⚕ 1 周工作 49 小时以上的人，尤其容易陷入酒精依赖症[5]。饮酒不仅会降低睡眠质量，也会使大脑中管

记忆的部位——海马体萎缩。你的饮酒习惯也可能加大了痴呆综合征的发病风险（见科学证据 No. 1）。

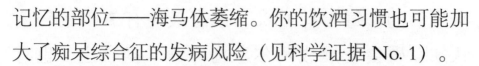 是吗？听说饮酒有利健康，才饮酒的呀。仔细想来，健忘加重的时期，似乎与饮酒量增多的时期，还有晚上睡不着的时期重叠。60 岁之前虽然也在聚餐时饮酒，但不会一个人在外面饮酒。

看来是这样的：因为工作压力大，饮酒量增多，回家时间变晚，而在酒精的影响下，睡眠质量下降，即睡眠不足，结果健忘加重，工作效率降低，压力进一步增大，是这样的恶性循环吧？

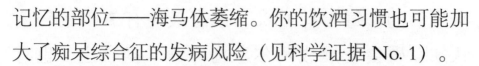 好像是这样的。以后除工作上的应酬外，其他时间下班我就直接回家。

那就从直接回家开始吧。如果还是睡不着，可以考虑去健身房。

处方笺 1

　　除应酬的日子外，其他时间下班就直接回家。

　　直至 1 个月后门诊。

1个月后门诊：到健身房锻炼

近来感觉怎么样？

好像睡得着了。首先，不重要的聚餐就免了，下班后直接回家，也不一个人饮酒。可还是睡不着，就在家附近的健身房办了卡。稍微破费了一下，请了私人教练，指导进行肌肉训练、拉伸，这样晚上就睡得很好了。

太好了，心情不错吧？与上次相比，你的表情明朗多了。

嗯，健身房的氛围很好，不仅有教练，还结识了年纪相仿的朋友。感觉就像工作模式切换到健身模式一样，把压力发散了再回家。现在几乎每天都去健身房。

那就好。运动本身是否有助于预防痴呆综合征尚不得而知（见科学证据 No. 2），但朋友多，是可预防痴呆综合征的[4]。在教练的指导下，专注锻炼身体各部位（也是正念减压法的一种），彻底切换工作模式，也可预防痴呆综合征[11]。对了，近来还健忘吗？

👤 啊？好像变好了。

🧑‍⚕️ 好，坚持现在的锻炼吧。

处方笺 2

到健身房锻炼。

直至 1 个月后门诊。

---

2 个月后门诊：痴呆综合征尚无有效的预防方法

👤 大夫，我这两个月健忘的情形少了不少。对了，我看见有营养补充剂的广告，说可以增进大脑的健康。补充剂可以治健忘吗？

🧑‍⚕️ 有以 70 岁以上担心健忘的老人 1 680 名为受试者，将其随机分为四组进行历时 3 年的追踪调查，比较痴呆综合征的发病风险[12]。四组分别为：认知功能训练＋运动组，服用鱼油中含有的多不饱和脂肪酸 EPA、DHA 组，仅服用 EPA 组，仅服用 DHA 组。你觉得结果会怎样呢？

👤 同时服用 EPA、DHA 组的痴呆综合征应该少吧？

👨‍⚕️ 错，四组间完全无差异。也有试验发现服用维生素 D[13]，或者多食用蔬菜、水果可预防痴呆综合征，但都没有进行随机对照试验，难有定论。

👤 是这样的啊。也就是说，对痴呆综合征，还没有明确有效的预防方法，对吧？

👨‍⚕️ 不过，刺激大脑的兴趣爱好似乎有效。你休息日都做什么呢？最近有医学论文报告，有三种活动可以预防认知功能下降。猜一猜，会是以下活动中的哪三种[14]：阅读、打游戏、做手工、玩电脑、社交？

👤 是打游戏吗？

👨‍⚕️ 不是，是做手工、玩电脑、社交。

👤 做手工啊，我年轻时学过雕金（金属雕刻），可以重新做起？

👨‍⚕️ 好，咱们下个月再见。

处方笺 3

做手工雕金。

直至 1 个月后门诊。

科学证据

No. 1　酒精可使海马体萎缩

　　有针对平均 43 岁的非酒精依赖症男女 550 人进行历时 30 年的追踪调查，结果发现，中等程度饮酒，即每周饮葡萄酒 5 杯（175 ml/杯）或啤酒 4 杯（568 ml/杯）以上，可致海马体萎缩，而且饮酒量越大，海马体萎缩越严重（表 1）。如果担心患痴呆综合征，还是尽量不要饮酒。

表 1　饮酒与海马体萎缩

饮酒量（杯/周）	右海马体萎缩		左海马体萎缩	
	比值比（OR）	P 值	比值比（OR）	P 值
0-1	1	-	1	-
1-7	1.5	0.3	1.3	0.5
7-14	2.0	0.1	1.4	0.4
14-21	3.4	0.007	1.9	0.1
21-30	3.6	0.009	1.9	0.2
≥30	5.8	<0.001	5.7	0.01

注：据 Topiwala A，et al. Moderate alcohol consumption as risk factor for adverse brain outcomes and cognitive decline: longitudinal cohort study. BMJ 357: j2353, 2017.

No.2　运动不足与认知功能下降，究竟哪个在前

在 1985–1988 年，开始了一项针对 1 万多名 35–55 岁伦敦市民监测运动量的调查，历时 28 年（Whitehall II cohort study）。调查期间开始提倡运动，受试者低强度运动时间增加。该调查发现，痴呆综合征患者在被确诊前 10 年左右中、高强度运动时间开始减少，到 6–7 年前低强度运动也开始减少（图 1）。简而言之，运动不足不是痴呆综合征的原因，而是痴呆综合征的前兆。

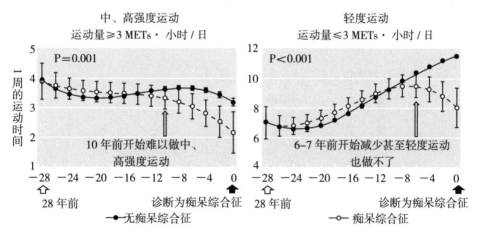

图 1　运动量减少与痴呆综合征

注：Sabia S, et al. Physical activity, cognitive decline, and risk of dementia：28 year follow-up of Whitehall II cohort study. BMJ 357：j2709，2017.

而图 2 是对运动、饮食、认知功能训练、心血管疾病的风险因素（高血压、肥胖等）进行监测，且必要时由

主治医生处方干预的追踪调查结果，显示以上措施虽可改善大脑的高级功能，但无法改善记忆力。由此可知，认知功能下降难以预防。不过，运动可降低高血压、肥胖、糖尿病等的发病风险，于健康也有益，值得提倡。

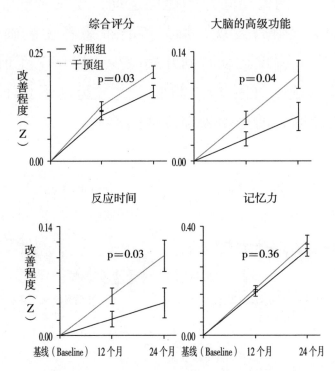

图 2　运动、饮食、认知功能训练对大脑的高级功能、记忆力的改善效果

注：据 A 2 year multidomain intervention of diet, exercise, cognitive training, and vascular risk monitoring versus control to prevent cognitive decline in at-risk elderly people（FINGER）：a randomised controlled trial. Lancet 385：2255-2263, 2015.

No. 3　护脑饮食又怎样呢

所谓护脑（Mediterranean-DASH Intervention for Neurodegenerative Delay，MIND）饮食，就是吃绿黄色蔬菜（1 日 1 次）、浆果（蓝莓、草莓等，至少 1 周 2 次）、坚果（替代零食）、豆类（2 日 1 次）、全谷物（1 日 3 次）、鱼类（至少 1 周 1 次）、鸡肉（至少 1 周 2 次）、橄榄油、葡萄酒（1 日 1 杯，含酒精 12%，120 ml/杯），而尽量不吃红肉、黄油、人造奶油、奶酪、甜面包、烤饼、蛋糕、各种零食、油炸食品、快餐食品等。

针对 58-98 岁的男女 923 人，通过饮食问卷调查，按各自实行护脑（MIND）饮食、地中海饮食、高血压防治饮食（Dietary Approaches to Stop Hypertension，DASH）的严格程度（严格、基本上、几乎不）分为三组，进行平均历时 4.5 年的前瞻性队列研究（图 3）。结果发现，MIND 饮食组中，与几乎不实行的受试者相比，严格实行的受试者痴呆综合征发病风险降低 53%，基本上实行的受试者也降低 35%。而地中海饮食、DASH 饮食只有严格实行时才有效，痴呆综合征发病风险分别降低 54%、39%。

在以 27 860 名高血压患者为受试者的随机对照试验的队列研究中，以改良替代性健康饮食指数（modified Alternative Healthy Eating Index，mAHEI）评价饮食内容，以简易智力状态检查量表（Mini-Mental State Exami-

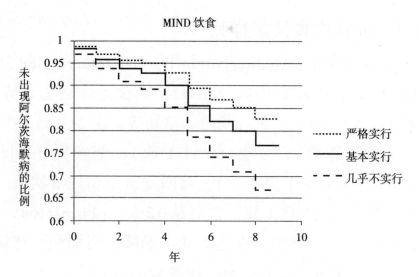

图 3 MIND 饮食对痴呆综合征的延缓效果

注：据 Morris MC，et al. MIND diet associated with reduced incidence of Alzheimer's disease. Alzheiers Dement 11：1007－1014，2015.

nation，MMSE）评价认知功能。该项追踪调查历时 4.6 年，结果显示饮食内容与认知功能具有相关性（图 4），即坚持 mAHEI 达 36 分以上的健康饮食，可使 MMSE 3 分以上的认知功能下降风险降低 24%。其中的 AHEI，是指吃除土豆外的蔬菜 1 日 5 盘以上，水果 1 日 4 盘以上，坚果、豆类 1 日 1 次以上，全谷物男子 1 日 90 g 以上、女子 1 日 75 g 以上，不吃红肉、肉类加工品、蔬果汁等。实际上，mAHEI 36 分以上的饮食与护脑饮食相似。

以上两个证据都是调查研究的结果，表明健康饮食有可能在一定程度上预防痴呆综合征。

以认知功能下降（MMSE 3 分以上）评价

整体	mAHEI	风险比（HR）	95%置信区间		事件发生	受试者
Q1	16	1.00	–	–	987	5 459
Q2	21	0.98	0.89	1.08	1 012	5 498
Q3	24	0.91	0.82	1.02	952	5 570
Q4	29	0.96	0.85	1.07	966	5 646
Q5	36	0.76	0.66	0.86	782	5 687

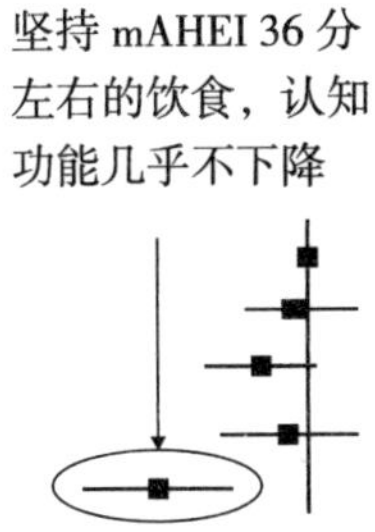

非健康饮食 ↑（Q1、Q2）　健康饮食 ↓（Q4、Q5）

坚持 mAHEI 36 分左右的饮食，认知功能几乎不下降

图 4　mAHEI 饮食的认知功能维持效果

注：据 Smyth A，et al. Healthy eating and reduced risk of cognitive decline：A cohort from 40 countries. Neurology 84：2258–2265，2015.

参考文献

1. Petersen RC，et al. Vitamin E and donepezil for the treatment of mild cognitive impairment. N Engl J Med 352：2379–2388，2005.

2. Howard R，et al. Donepezil and memantine for moderate-to-severe Alzheimer's disease. N Engl J Med 366：893–903，2012.

3. Lopez R，et al. Temporal Changes in the Cerebrospinal Fluid Level of Hypocretin-1 and Histamine in Narcolepsy. Sleep. 2017 Jan 1；40（1）. doi：10 [Epub ahead of print].

4. Rafnsson SB，et al. Loneliness，Social Integration，and Incident Dementia Over 6 Years：Prospective Findings From the English Longitudinal Study of Ageing. J Gerontol B Psychol Sci 2017 Jun 27 doi：10 [Epub ahead of print].

5. Virtanen M，et al. Long working hours and alcohol use：systematic review and meta-analysis of published studies and un-

published individual participant data. BMJ. 2015 Jan 13; 350: g7772.

6. Ngandu T, et al. A 2 year multidomain intervention of diet, exercise, cognitive training, and vascular risk monitoring versus control to prevent cognitive decline in at-risk elderly people (FINGER): a randomised controlled trial. Lancet 385: 2255–2263, 2015.

7. Whitlock EL, et al. Association Between Persistent Pain and Memory Decline and Dementia in a Longitudinal Cohort of Elders. JAMA Intern Med 177: 1146–1153, 2017.

8. Livingston G, et al. Dementia prevention, intervention, and care. Lancet 390: 2673–2734, 2017.

9. Moll van Charante EP, et al. Effectiveness of a 6-year multidomain vascular care intervention to prevent dementia (pre-DIVA): a cluster-randomised controlled trial. Lancet 388: 797–805, 2016.

10. Satizabal CL, et al. Incidence of Dementia over Three Decades in the Framingham Heart Study. N Engl J Med 374: 523–532, 2016.

11. Gard T, et al. The potential effects of meditation on age-related cognitive decline: a systematic review. Ann N Y Acad Sci 1307: 89–103, 2014.

12. Andrieu S, et al. Effect of long-term omega 3 polyunsaturated fatty acid supplementation with or without multidomain intervention on cognitive function in elderly adults with memory complaints (MAPT): a randomised, placebo-controlled trial.

Lancet Neurol 16：377−389，2017.

13. Littlejohns TJ, et al. Vitamin D and the risk of dementia and Alzheimer disease. Neurology 83：920−928，2014.

14. Krell-Roesch J, et al. Association Between Mentally Stimulating Activities in Late Life and the Outcome of Incident Mild Cognitive Impairment, With an Analysis of APOE ω4 Genotype. JAMA Neurol 74：332−338，2017.

15 癌 症

预防大肠癌，筛查有效吗

CASE

主　诉　想预防大肠癌，定期筛查就可以了吗？

病　史　男，55 岁，企业员工。排便正常，无便血，因公司同龄的同事被诊断为大肠癌，自己也害怕，遂就诊。身高 170 cm、体重 73 kg、BMI＝24.9、血压 139/88 mmHg、空腹血糖（GLU）5.27 mmol/L，糖化血红蛋白（HbA1c）5.5%，低密度脂蛋白胆固醇（LDL-C）3.78 mmol/L，高密度脂蛋白胆固醇（HDL-C）0.93 mmol/L。无既往史，也未服药。祖父 70 岁时被诊断为大肠癌，外祖父 62 岁时被诊断为胃癌，都已去世。其他血亲无患癌史。

诊疗背景 ≫

诊疗要点

该患者一级血亲（父母、子女）、二级血亲（祖父母、外祖父母、孙子女、兄弟姐妹）中无60岁以下罹患大肠癌的，因此不属于高风险人群，但有血脂异常。

循证治疗

△ **大便潜血检查** 大肠癌死亡的风险差（Risk Difference，RD）下降0.9%，或者死亡风险下降33%，但全因死亡风险无差异（见科学证据No.1）。

△ **乙状结肠镜检查** 大肠癌死亡风险下降30%，但全因死亡风险无差异（见科学证据No.2）。

循证生活

◎ **红肉** 与几乎不吃红肉的人相比，每天吃红肉的人大肠癌发病风险上升 2.5 倍（见科学证据 No. 3）。

◎ **吸烟** 与非吸烟者相比，吸烟者肺癌发病风险上升 15-20 倍，其他癌症风险也上升 2 倍左右[1]。

◎ **肥胖** BMI 大于 30 的肥胖使大肠癌死亡风险上升 30%-70%（男子）[2]。

◎ **健康饮食** 大肠癌发病风险下降 10%-30%[3]。

◎ **运动** 高强度运动可使大肠癌发病风险下降 21%（见科学证据 No. 4）。患大肠癌后，散步也可使大肠癌复发、死亡风险下降 30%（见科学证据 No. 5）。

◎ **饮酒** 酒精可使癌症（口腔、食道、胃、大肠、肝脏、乳腺、卵巢、头颈部等癌）发病风险上升 51%，但心肌梗死发病风险下降[4]。

简而言之，健康饮食、运动可使大肠癌发病风险减半[5]。众所周知，吸烟可使肺癌发病风险上升 10-20 倍，其实也可使包括大肠癌在内的其他癌症发病风险上升 2 倍左右。酒精也使口腔、食道、胃、大肠、肝脏、乳腺、卵巢、头颈部位出现癌症的风险上升。

个 人 史

患者上班多坐办公室工作。不吸烟，但每天平均喝啤酒或日本酒 1-2 杯。喜欢吃肉、白米饭，也喜欢吃各种零食，不喜欢吃鱼类、糙米饭，几乎不吃蔬菜、水果。无运动习惯。

诊疗策略

告知患者是否做大肠癌筛查的利弊、风险及死亡风险，让其选择；同时建议改善饮食结构，尤其是少吃肉类加工品、红肉，多吃鱼类、鸡肉、豆类、坚果等，以糙米饭代替白米饭，以蔬菜、水果等代替油炸食品、零食等；而且患者坐办公室的时间多，建议定期运动。

个人意愿

告知患者科学证据后，患者表示，"原以为筛查可以 100% 预防大肠癌。结肠镜进镜导管深入一半，可以预防 30%，进到最深处，也只可预防 60%[6]，而且并不会降低全因死亡风险，真是令人吃惊！仔细想想，也是说得过去，毕竟大肠癌筛查只筛查大肠癌，又不预防其他癌症、心脏病、脑卒中等。"

对此，笔者表示，"从前癌症没法治疗，现在诊断、治疗方法都进步了，即便不是筛查而是症状出来后才诊断为大肠癌，治愈的案例也不少。因此，是否进行筛查，在治愈率上并无差异。"患者表示，"是同事诊断为大肠癌，将进行手术，我才想到要预防大肠癌的。既然通过肛门进行的结肠镜检查和大便潜血检查的结果并无大的差异[7]，而且也只使大肠癌死亡风险降低 30%，那就先做大便潜血检查，如果阳性，再进行结肠镜检查吧，还是尽量不做从肛门进去的结肠镜检查为好。"

由此可知，患者的目的不是做大肠癌筛查，而是想预防大肠癌。即使检查为阴性后，也不要简单中断就诊，而是继续接受生活方式指导，以预防大肠癌。

医患对话 ≫

2 周后门诊：少吃红肉，改吃白肉

👨‍⚕️ 上次门诊进行的大便潜血检查，结果是阴性，很好啊。以后坚持每年检查一次吧。

🧑 真是太好了！直到今天都还忐忑，要是检查出阳性怎么办，这下好了。我不想将来有一天患上大肠癌，想从此彻底改变生活方式，该从哪里着手呢？

👨‍⚕️ 你的坏胆固醇（LDL－C）稍高，好胆固醇（HDL-C）稍低，咱们就从饮食中的蛋白质摄入开始吧。这个改善了，就可能预防大肠癌。你吃萨拉米风干肠（salami）、香肠、火腿等肉类加工品吗，还有动物肝脏什么的？

🧑 午餐肉（spam）也是加工肉类吧？晚上小酌时，经常用来做下酒菜。喝啤酒时，也经常吃火腿、萨拉米风干肠等。

👨‍⚕️ 2015 年，世界卫生组织（WHO）下属的国际癌症研究机构（IARC）将肉类加工品列为致癌物，而且指出牛肉、羊肉、猪肉等红肉可能也有致癌性。世界癌症研究基金会（WCRF）也建议尽量不吃肉类加工品，每周吃红肉不超过 500 g。与几乎不吃牛、羊、猪肉（红肉）的人相比，每天吃红肉的人，大肠癌发病风险会高 2.5 倍；每周吃 2–4 次肉类加工品、动物肝脏的人，大肠癌风险会高 2 倍（见科学证据 No. 3）。而吃鱼类、鸡肉（白肉，非哺乳动物的肉），不论吃多少，大肠癌风险都不会上升。因此，应尽量少吃肉类加工品，少吃红肉，改吃白肉，饮酒时可以坚果代替加工肉类。每周吃 2 次坚果，癌症死亡风险可降低 10%[8]。当然，欲速则不达，觉得自己能做到什么程度呢？

嗯，先将肉类加工品、肝脏换成坚果吧，这样就可降低大肠癌发病风险。还有，争取将红肉控制在每周吃 4 次，共 500 g 以内。

我现在就给你开生活处方笺，咱们 1 个月后再见。

处方笺 1

（1）不吃肉类加工品、动物肝脏，改吃坚果。

（2）将红肉控制在每周 4 次，共 500 g 以内，蛋白质以鱼类、鸡肉、豆类为主。

直至 1 个月后门诊。

2 个月后门诊：健康餐盘，预防所有疾病

努力按您开出的处方笺做了，还有什么需要改进的吗？

给你介绍一下哈佛大学提倡的健康餐盘（Healthy Eating Plate）食谱吧（图 1）。这个食谱不仅能预防癌症，还能预防心脏病、脑卒中等疾病。你的胆固醇超标了，要是采用这个食谱，就可一箭双雕。现在想象你正在高级酒店吃自助餐，手里拿着餐盘，可以自由选择各种主食、饮料、菜肴、点心、水果等。咱们在餐盘左半部分盛蔬菜和水果。十字花科的植物，比如日本青芥、日本黄

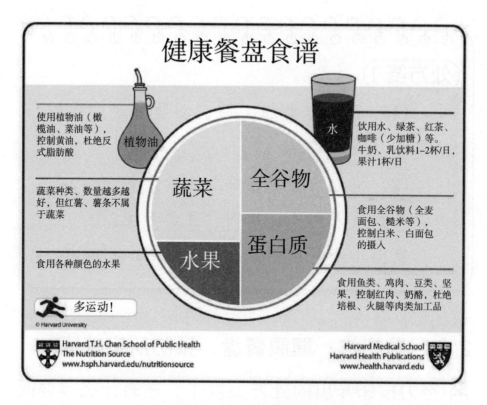

图 1　健康餐盘食谱

注：Copyright 2011 Harvard University. 详情可参考 http://www. thenutritionsource.org 和 http://www.health.harvard.edu.

芥、白萝卜、芜菁、西兰花、圆白菜等都有一种冲鼻的辛辣味，据说正是这种物质可防癌[9]。蔬菜、水果不要打成汁等对其进行过度加工，就吃天然的蔬菜、水果。右上部分是糙米、全谷物等谷物，意大利面也吃用全麦粉制成的。全谷物保留了胚芽，里面含有膳食纤维、维生素等。二战后日本大肠癌患者增加，就被认为是由饮食结构的改变造成的，主食由糙米、杂粮改为白米、白面包，蛋白质由鱼类改为肉类[10]。要尽量不吃白米饭、白面包等。右下部分是蛋白质，你已经开始实践了，就是以鱼类、鸡肉、豆类、坚果为主，尽量不吃红肉，杜绝肉类加工品。而摄入脂肪的质比量更重要，可以食用橄榄油、菜油、大豆油、玉米油、葵花籽油、花生油等植物油，都有益健康。但红肉上的白色脂肪，以及多含人造奶油、反式脂肪酸的食物应完全杜绝。还有要充分饮水，牛奶、乳制品适量就可。能做到什么程度就到什么程度，也不用太勉强自己。那这个月就实践这个吧。

处方笺 2

尽量采用健康餐盘食谱。

直至 1 个月后门诊。

3 个月后门诊：多运动也可预防大肠癌

基本遵守了健康餐盘食谱，妻子也很上心。可是上周我的医嘱的左下角上写着"多运动！"还配有跑步的小人，是什么意思呢？

你注意到了？真好。平时运动充分，大肠癌发病风险可降低 20%（见科学证据 No. 4）。

运动充分是什么程度呢？

每天跑 2 小时吧，不过太难了。如果不是比睿山延历寺的修行僧人，恐怕很难做到。但每周快走150 分钟，比如从周一到周五每天都快走 30 分钟，也可使大肠癌发病风险降低 10%。而每周跑 400分钟可使大肠癌发病风险降低 17%。有数据显示，日本 18% 的大肠癌是由运动不足所致[11]。

最近完全没有运动，就从走路开始吧。去上班时，提前一站下车，走一站去上班。

处方笺 3

利用上下班路上的时间，争取每周走 150 分钟。

直至 1 个月后门诊。

4 个月后门诊：预防大肠癌复发，运动最有效

👤 这一个月来习惯走路了。天气好时，上下班、午休时间、周末都去走路，每周走 300 分钟以上了。

🧑‍⚕️ 太棒了！饮食、运动双管齐下，可使大肠癌发病风险减半。下次体检时，也许胆固醇指标就变好了。

👤 我还想为我的同事，也是朋友咨询一下。就是他查出大肠癌，我才想到做筛查的。他大肠癌手术顺利，现在已经康复上班了。我告诉他快走可预防大肠癌，他让我给问问，"对大肠癌患者来说，运动也可预防复发吗？"他的主治医生并没有告诉他要控制运动。

👨‍⚕️ 有以接受治疗后的大肠癌患者 3 000 人为受试者，追踪调查了运动量与复发、生存率的相关性。就像你现在每周走路 2.5−5 小时，可使复发风险降低 30% 以上，生存率提高 30% 以上（见科学证据 No. 5）。

🧑 30% 以上！看来运动不仅可预防大肠癌，就是在诊断、手术后也可有效预防复发，提高生存率，而且走路也没有抗癌剂那样的副作用。真是好消息，我得赶快告诉他。对了，午休时也邀请他一起出去散步吧。我们两家家庭成员构成、年龄都差不多，也许周末可以一起出去徒步呢。

科学证据

No.1　大便潜血检查可有效筛查大肠癌吗

以 50-80 岁的 46 551 人为受试者，随机分为三组：一组每年进行大便潜血检查（免费检查 11 次）；一组每 2 年检查 1 次（免费检查 6 次）；一组不进行检查，只接受一般治疗（对照组）。该调查历时 30 年，结果发现，与完全不进行检查的人相比，每年进行大便潜血检查的人大肠癌死亡率风险差降低 0.9%（不含术后肺炎等所致死亡），即每 3 人中有 1 人可预防。不过，三组的全因死亡率几乎完全相同。另外，在长达 30 年的调查期间，已有 70% 的受试者因各种因素死亡（图 2）。

No.2　乙状结肠镜检查可助长寿吗

将 170 432 人随机分为乙状结肠镜检查组（Flexible Sigmoidoscopy Screening）和非检查组进行历时 17 年的追踪调查。结果发现，检查可使远端大肠（直肠、乙状结肠、降结肠）癌症发病风险降低 41%，其相关部位癌症死亡风险降低 46%，而乙状结肠镜无法检查的近端结肠癌的发病风险、死亡风险没有变化，这也在情理之中。如果近端结肠也可检查到，想来大肠癌整体的发病风险、死亡风险会进一步下降。乙状结肠镜检查使大肠癌的整体死亡率降低 30%。值得注意的是，两组全因死亡率并无差异（表 1）。

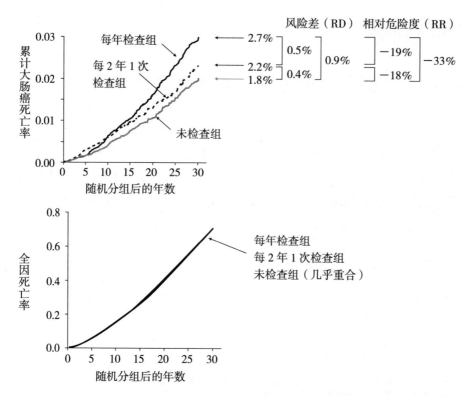

图 2　每年大便潜血检查对大肠癌死亡率、全因死亡率的影响

注：据 Shaukat A, et al. Long-term mortality after screening for colorectal cancer. N Engl J Med 369：1106-1114, 2013.

表 1　乙状结肠镜检查对大肠癌死亡风险、全因死亡风险的影响

		风险比 （HR）	95% 置信区间	P 值
发病率	大肠癌整体	0.74	0.70-0.80	<0.0001
	远端大肠癌	0.59	0.54-0.64	<0.0001
	近端大肠癌	0.96	0.87-1.06	0.436

		风险比（HR）	95%置信区间	P 值
死亡率	大肠癌整体	0.70	0.62-0.79	<0.0001
	远端大肠癌	0.54	0.45-0.65	<0.0001
	近端大肠癌	0.91	0.76-1.08	0.262
非大肠癌死亡率		1.00	0.98-1.03	0.736
全因死亡率		0.99	0.97-1.01	0.460

注：据 Atkin W, et al. Long term effects of once-only flexible sigmoidoscopy screening after 17 years of follow-up: the UK Flexible Sigmoidoscopy Screening randomised controlled trial. Lancet 389：1299-1311，2017.

No.3 红肉、肉类加工品、肝脏是大肠癌的风险因素

以 34-59 岁女子 88 751 人为受试者进行历时约 6 年的追踪调查，结果发现，与每月只吃 1 次猪、牛、羊肉等红肉的人相比，几乎每天都吃红肉的人大肠癌发病风险上升 2.5 倍。表 2 为与每月几乎不吃所列食物的人相比的大肠癌相对危险度（RR），可以看出频繁食用红肉、肉类加工品、肝脏的人大肠癌发病风险大幅度上升。

表2　红肉、肝脏、肉类加工品对大肠癌发病风险的影响

	红肉	肉类加工品	鸡肉（去皮）	鱼	肝脏
摄入次数	≥1次/日	2-4次/周			2-4次/周
相对危险度（RR）	2.49	1.86	无风险	无风险	2.01
95% 置信区间	1.24-5.03	1.16-2.98			1.01-4.02

注：据 Willett WC, et al. Relation of meat, fat, and fiber intake to the risk of colon cancer in a prospective study among women. N Engl J Med 323：1664-1672, 1990.

No.4　运动可预防大肠癌

对调查运动与疾病相关性的 171 篇论文（其中大肠癌 19 篇）进行的荟萃分析发现，运动对大肠癌的预防效果高于乳腺癌，充分运动可使大肠癌发病风险降低 21%。而其他疾病的发病风险降低率分别为：糖尿病 28%、冠心病 25%、脑卒中 26%（图 3）。

No.5　运动可预防大肠癌复发、致死

有研究采访了大肠癌患者 3 146 人，了解其诊断前及诊断、治疗后的运动量（定量化），且以年龄、性别、癌症分期等变量进行校正，计算出运动量与大肠癌复发、致死的相关性，即风险比（HR）。结果发现，与几乎不运动的人相比，每周共计散步 2-5 小时（散步 1 小时 = 4

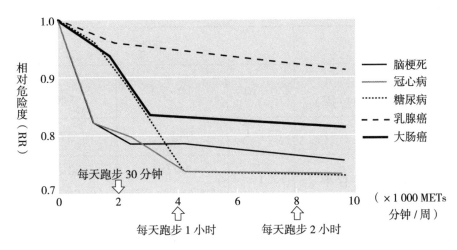

图 3　每天跑步对大肠癌的预防效果

注：据 Kyu HH, et al. Physical activity and risk of breast cancer, colon cancer, diabetes, ischemic heart disease, and ischemic stroke events: systematic review and dose-response meta-analysis for the Global Burden of Disease Study 2013. BMJ 354: i3857, 2016.

METs，每日 30-60 分钟，每周 5 日）的人，其复发、死亡风险降低 30% 以上。但每周散步 5 小时以上，预防效果也不会变得更好。即便是诊断前几乎不运动的人，在诊断、治疗后开始散步，也可降低复发风险。从表 3 可以看出，不少人在诊断后不再散步。其实，诊断、手术治疗后更应积极运动。有意思的是，骑自行车或做其他运动却没有同样的预防效果。当然，这是调查研究，有可能过高评价了运动的效果。

表3　大肠癌患者每天散步对生存率的影响

运动量 （METs·小时/周）	散步		
	0-10	10-20	>20
诊断前	851 人	864 人	1 370 人
全生存率	1	0.78 (0.65-0.92)	0.78 (0.66-0.93)
无复发生存率	1	0.77 (0.62-0.96)	0.71 (0.58-0.86)
诊断后	1 323 人	658 人	1 090 人
全生存率	1	0.68 (0.56-0.82)	0.66 (0.56-0.77)
无复发生存率	1	0.66 (0.53-0.83)	0.72 (0.60-0.87)

注：据 Walter V, et al. Physical activity and survival of colorectal cancer patients: Population-based study from Germany. Int J Cancer 140: 1985-1997, 2017.

参考文献

1. Jha P, et al. 21st-century hazards of smoking and benefits of cessation in the United States. N Engl J Med 368: 341 - 350, 2013.

2. Calle EE, et al. Overweight, obesity, and mortality from cancer in a prospectively studied cohort of U. S. adults. N Engl J Med 348: 1625-1638, 2003.

3. Park SY, et al. High-Quality Diets Associate With Reduced Risk of Colorectal Cancer: Analyses of Diet Quality Indexes in the Multiethnic Cohort. Gastroenterology 153: 386-394, 2017.

4. Smyth A, et al. Alcohol consumption and cardiovascular disease, cancer, injury, admission to hospital, and mortality: a prospective cohort study. Lancet 386: 1945-1954, 2015.

5. Kohler LN, et al. Adherence to Diet and Physical Activity Cancer Prevention Guidelines and Cancer Outcomes: A Systematic Review. Cancer Epidemiol Biomarkers Prev 25: 1018-1028, 2016.

6. Nishihara R, et al. Long-term colorectal-cancer incidence and mortality after lower endoscopy. N Engl J Med 369: 1095-1105, 2013.

7. Quintero E, et al. Colonoscopy versus fecal immunochemical testing in colorectal-cancer screening. N Engl J Med 366: 697-706, 2012.

8. Bao Y, et al. Association of nut consumption with total and cause-specific mortality. N Engl J Med 369: 2001-2011, 2013.

9. Brennan P, et al. Effect of cruciferous vegetables on lung cancer in patients stratified by genetic status: a mendelian randomisation approach. Lancet 366 1558-1560, 2005.

10. Key TJ, et al. The effect of diet on risk of cancer. Lancet 360: 861-868, 2002.

11. Lee IM, et al. Effect of physical inactivity on major non-communicable diseases worldwide: an analysis of burden of disease and life expectancy. Lancet 380: 219-229, 2012.